全国百名杰出青年中医学术文库

刘旭生学术集萃

主编 刘旭生 许 苑
卢钊宇 马伟忠

科学出版社
北京

内 容 简 介

刘旭生教授是全国知名的中医肾病专家,致力于中西医结合防治肾脏疾病。本书分为两大部分。第一部分主要是对刘旭生教授学术思想的介绍及探究。第二部分则根据刘旭生教授多年工作中的临证心得,整理出肾脏病常见疾病的经典医案,致力于让广大读者在具体医案中了解和分享刘旭生教授丰富的临床诊治慢性肾脏病的经验。

本书基于临床,言语精炼,希望能为广大中医药研究者在肾脏病诊治上提供参考。

图书在版编目(CIP)数据

刘旭生学术集萃 / 刘旭生等主编. —北京:科学出版社,2018.9
(全国百名杰出青年中医学术文库)
ISBN 978-7-03-058873-9

Ⅰ.①刘… Ⅱ.①刘… Ⅲ.①慢性病—肾疾病—诊疗—文集 Ⅳ.①R692-53

中国版本图书馆 CIP 数据核字(2018)第 215666 号

责任编辑:陆纯燕
责任印制:黄晓鸣 / 封面设计:殷 靓

斜 学 出 版 社 出版

北京东黄城根北街 16 号
邮政编码:100717
http://www.sciencep.com

南京展望文化发展有限公司排版
上海春秋印刷厂印刷
科学出版社发行 各地新华书店经销

*

2018 年 9 月第 一 版 开本:787×1 092 1/16
2018 年 9 月第一次印刷 印张:9 1/4
字数:192 000

定价:68.00 元

(如有印装质量问题,我社负责调换)

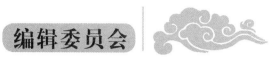

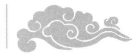

序

　　刘旭生教授是全国中医肾病领域的著名专家,主任医师,教授,博士生导师,博士后合作导师,广东省中医院肾内科主任,学科带头人,国家中医临床研究基地重点病种(慢性肾脏病)负责人,国家中医药管理局肾病重点专科协作组大组长之一,全国第二批名老中医学术继承人,广东省第二批名中医师承项目指导老师,曾获全国名老中医"传承高徒奖"、全国第二届"百名杰出青年中医",首届"岭南名医""羊城好医生"等荣誉称号。刘旭生教授从事临床医疗工作30余年,中医功底深厚,擅长中西医结合防治肾脏疾病,他认为慢性肾脏病为本虚标实,虚实夹杂之病,在《黄帝内经》"平治于权衡"的学术思想指导下,逐步发展出"补脾益肾以疗其本,泄浊之法以治其标"的独特学术思想。在《黄帝内经》治疗慢性肾脏病"平治于权衡"学术思想指导下,继承当代名医经验,开展相关临床与基础研究;并倡导把慢病管理的理念与中医"治未病"理论相结合,引入到慢性肾脏病的防治当中来,实现疾病的全链条干预。

　　刘旭生教授德艺双馨,怀着当初朴素的理想,他始终秉承仁心仁术,以身作则,由于临床经验丰富,医术高明,求医者甚众,刘教授对患者始终"三心""二意":责任心、耐心、爱心、诚意、实意,备受患者青睐,声誉极高。

　　刘旭生教授教书育人,桃李满天下。他常说:"医生不能只会行医,这样充其量只是个医匠。想要在学术领域占据国内和国际的高地,只有不断学习和研究,对新技术不断追求、不断研究和解决临床问题,提高临床疗效,才能成长为优秀的临床医学家,这是大家需要努力的目标。"勉励学生要成为"肾斗士",时刻与肾病战斗,为广大慢性肾脏病患者带来福音,在这种思想的熏陶下,许多弟子、学生已经成长为各自科室及领域的骨干力量。

本书根据刘旭生教授临证多年经验,从治学之路、学术思想、医案举隅等方面介绍了刘旭生教授的成长经历和学术成就。本书利于广大读者学习、研究刘旭生教授的学术思想和独特的临床诊疗经验。

希望本书能够对中医药研究者有所帮助,更希望读者能够不吝指教,指出文书错漏之处,以便进一步修正。

编　者

2018 年 6 月

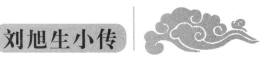

中医药防治慢性肾脏病研究的学科带头人

刘旭生教授，1964年出生，广东潮州人。现任广州中医药大学教授，主任医师，博士生导师，博士后合作导师，广东省中医院肾内科主任，学科带头人，国家中医临床研究基地重点病种（慢性肾脏病）负责人，国家中医药管理局肾病重点专科协作组大组长负责人之一，牵头协作组重点病种慢性肾衰竭及尿血病协作研究。刘旭生教授为全国第二批名老中医学术继承人，曾获全国首届中医药传承高徒奖，全国第二届百名杰出青年中医，广东省第二批名中医师承项目指导老师，广东省中医院名医，曾获首届"岭南名医""羊城好医生"荣誉称号。其担任中华中医药学会肾病分会副主任委员，中国中西医结合学会肾脏病专业委员会常务委员，中国中医药肾脏病防治联盟理事长，中国民族医药学会肾病分会执行会长，广东省中西医结合学会肾病专业委员会主任委员，广东省中医药学会慢病管理专业委员会主任委员。他还是《广州中医药大学学报》《世界科学技术—中医药现代化》《中华中医药杂志》编委，《中国中西医结合杂志·英文版》审稿人，国家食品药品监督局中医临床咨询专家，广东省科技攻关项目评审专家，广东省医疗鉴定专家库成员。

近年来科研成果获省部级一等奖1项，二等奖2项；发表学术论文80余篇，其中SCI论文26篇，最高影响因子47.831分；主编或副主编专著7部；获得国家专利授权10项，转让3项；制定广东省地方标准1项；主持国家级及省部级课题共10余项，获得各级科研经费近3 000万；培养博士、硕士生40名。

一　立志从医，与肾病防治结缘

刘旭生教授20世纪60年代出生于潮汕地区的乡下，从小目睹乡亲们因医疗条件和技术所限,饱受疾病困扰的状况,便带着朴素的理想立志学医,希望能为患病的父老乡亲、人民群众尽一份力。1982 年他顺利考上了广州中医学院(现为广州中医药大学)医疗系。毕业后留在了广东省中医院(广州中医药大学第二临床医学院)内科工作。从住院医生开始踏踏实实地工作,并从工作中不断学习、总结、进步。他观察问题敏锐,善于独立思考,1994 年,广东省中医院决定挑选一批骨干进行专科业务培训,成立肾内科。刘旭生教授就在那时被选派到中山医学院肾病研究所进修,回院后成为肾内科的中流砥柱,并从此与肾内科结缘,逐渐成为副主任医师、主任医师;并与同道一起带领广东省中医院肾内科一步步成为国内一流的肾病专科,逐渐走上国际学术舞台。

当上了肾内科主任的刘旭生教授并没有忘记当初朴素的理想,他始终秉承"仁心仁术",以身作则,倡导医护人员对患者要有"三心""二意",责任心、耐心、爱心、诚意、实意。为了能为更多患者看病,特意安排下午和晚上连续出诊,中间只休息半小时用餐继续诊病,每次专科门诊诊治 80~90 人是家常事,遇到远道而来要求加号的患者,他总是不忍心拒绝,每次就诊人数最多可高达 110 多人。由于肾内科包括病房 3 个,血透室 3 个,病床 115 张,透析机 92 台,并有专科研究室和实验室各 1 个,慢病管理门诊 1 个,所以他的日常工作常连轴转:星期一总院查房、星期二研究室和实验室讨论、星期三芳村分院查房、星期四病例讨论、星期五大学城分院查房,除此之外,还有两次专家门诊和大量的会诊、教学、科研及行政事务。但是,不管科室和自己的工作多忙,他都坚持出诊,从不轻易停诊。不管前一晚加班工作到多晚,每天清早出现在同事和患者面前的刘旭生教授,总是神采奕奕。他就这样用自己的一言一行,书写着"妙手回春"的医心,践行着"大医精诚"的理念。

二　慢病管理,探索肾病防治的新模式

从医 20 多年,刘旭生教授诊治了无数的肾病患者,但他心中始终有一个结没能打开。因为大部分的肾病都是慢性疾病,缓慢进展的,而门诊的诊疗是一种急性模式,并不能为患者提供最好的照护,很多肾病患者不能很好地坚持执行医嘱,不懂得怎样合理地饮食,自己监测哪些指标,就诊时应该跟医生交流什么等。这些都让肾病的治疗效果大打折扣,而让患者的病情快速进展到不可逆转的尿毒症期。很多尿毒症患者往往因病致贫,因病返贫。

在与同行的反复交流过程中,刘旭生教授发现这是整个医学界都普遍存在的问题,国外同行已提出了"慢病管理"的理念来试图改变这种现状。于是,刘旭生教授把慢病管理的理念与中医"治未病"的理论相结合,引入到慢性肾脏病的防治当中来,提

倡医患之间密切互动,长期配合,共同与疾病抗争。在医院领导的支持下,从2010年开始建立了慢病管理门诊,在这里,患者在门诊看完病并不代表着诊疗过程的结束。医护人员会对所有的慢性肾脏病患者进行长期跟踪随访,反复健康教育,培训患者做疾病的自我管理者,让医护人员以"教练员"的身份长期陪伴,使患者也掌握肾病的防治知识,成为"内行患者"。

刘旭生教授亲力亲为,坚持为患者做健康讲座,吸引着慢性肾脏病患者不断加入这个行列。他对患者的这份责任心、爱心和细心让人钦佩,在他的带领下,肾内科接受慢性肾脏病管理长期随访的患者从无到有,4年之内管理的慢性肾脏病近2 000人。这项改革工作在医患之间架起了"心"的桥梁,在患者当中有口皆碑,也得到了国务院参事、国家中医药管理局领导、国内外同行的充分肯定和赞扬。刘旭生教授在此基础上开始推广这种模式,2012年成立了广东省中医药学会慢病管理专业委员会,刘旭生教授担任主任委员,先后主办了6次慢病管理相关会议,在国际、国内学术会议上交流并充分宣传了中医特色的慢病管理理念,均获得了很大的反响。

三 以人为本,打造过硬专业团队

医学无国界,人才无国界。作为一名肾内科主任、博士生导师,刘旭生教授言传身教,扶植新秀,甘为人梯。为了让科里的医生和研究生有更广阔的视野、更高的平台去发展和交流,他总是采用国际化的标准进行严格规定和培训。根据各人的特长和优势,结合科室发展需要,分不同的年龄梯队,确定研究骨干的科研方向。他提出高出一格的"专业知识+复合型人才"的培养模式。让想做事的人能做事,让能做事的人做成事,让做成事的人做大事。

刘旭生教授常说:"医生不能只会行医,这样充其量只是个医匠。想要在学术领域占据国内和国际的高地,只有不断学习和研究,对新技术不断追求;不断研究和解决临床问题,提高临床疗效,才能成长为优秀的临床医学家,这是大家需要努力的目标。"在这种思想的熏陶下,科里的青年医生和研究生虽然时常能感受到压力,但最终的成就感也给他们带来喜悦和成长,他们经常自诩为"肾斗士",意为要时刻与肾病战斗,为广大慢性肾脏病患者带来福音。"这种锻炼模式可以让他们的思维更清晰,为他们将来踏上更高的舞台做好铺垫"刘旭生教授如是说。

近几年来,广东省中医院肾内科已然是一种加速度的状态往前发展,发表的SCI论文实现了零的突破,并迅速发展到每年8~10篇。近年来专科共承担国家级课题10多项,省部级课题7项,研究经费近3 000万元;制定了首个健康教育类地方标准,规范了慢性肾脏病的健康教育形式;获广东省科技进步奖一等奖1项,省部级二等奖2项,获得国家专利10项,已转让3项;已发表SCI论文近30篇,国内核心期刊80余篇,主编学术专著7部,副主编国家十二五规划教材3部。举办国际性学术会议6次,多次参与港、澳、台交流,目前已经与美国、加拿大、澳大利亚、瑞典、德国、中国香港等国家或地区研究机构形成了长期交流的友好合作关系,与国内30多家大型三甲中西医医院形成网络协作关系。多次组织和承担全国性学术会议并在国内外大型学术活动上做专题讲座,专科的诊疗水平及学术地位居全国同行前列。

有人这样形容,肾内科犹如一匹奋蹄狂奔的黑马,迎着凛冽之风,昂然奔跑。而每听到此,刘旭生教授总是谦逊地以科室倡导的"水"文化格言来回答:"海不辞水故能成其大。要成大器,就要好学不倦,博采众长,兼收并蓄;要有博大的胸怀,学习邻邦,师人之长;力戒骄傲自满,故步自封,排他排外。对于我们肾内科而言,要想成为中国乃至国际肾病研究领域的顶尖专科,成为慢性肾病患者的苦海明灯,就需要像大海一样容纳百川,永不枯竭。"

四　迎接挑战,勇攀科研高峰

在刘旭生教授的带领下,广东省中医院肾内科不断实践着一个个突破。2007年起肾内科主持或参与制定了中华医学会肾病分会组织的慢性肾衰竭、慢性肾炎、肾病综合征、糖尿病肾病的诊断、辨证分型及疗效标准制定,并向全国推行。同年,科室被国家中医药管理局选定为重点病种——慢性肾衰竭诊疗方案研究的牵头单位,带领全国26家医院的重点专科,对现有诊疗方案进行梳理、总结,形成行业认可的优化方案,在行业内推广,期末验收时被国家中医药管理局评为中医肾病业内唯一的全国"优秀"中医重点专科。2008年底,我院被国家发展和改革委员会、国家中医药管理局遴选成为全国16家之一、全国唯一的慢性肾脏病国家中医临床研究基地,负责牵头开展重点病种——慢性肾脏病的临床研究。

目前,依托基地的力量,刘旭生教授整合全国多家医院的研究资源,在系统回顾、分析、集成既往研究的基础上,主持进行国家行业专项研究——慢性肾脏病4期中医药治疗方案多中心随机对照研究,以及科技部"十二五"支撑计划——中医药治疗慢性肾脏病5期非透析期的效果比较研究等大型临床科研项目,集全国、全行业之力,开展代表行业最高水平的临床研究,旨在发挥中医药的特色和优势延缓肾衰竭进展,延迟透析期的到来。相信,这些研究成果能为中医药防治慢性肾脏病进展提供可靠的循证医学证据,为中医药走向国际化奠定基础,也为广大慢性肾脏病患者带来福音。

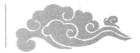

目 录

第一章

医话集萃

第一节　刘旭生教授从脾论治慢性肾脏病的经验浅析

慢性肾脏病(chronic kidney disease，CKD)是临床常见的慢性疾病，其起病隐匿，常呈进行性发展，是全世界公共卫生问题。CKD也是对中国公共健康的严峻挑战，2012年发表在 Lancet 上的由王海燕教授牵头的《中国慢性肾脏病的流行病学调查》结果表明目前我国CKD的患病率达10.8%，依据此调查估计中国约有1.2亿成人CKD患者。随着我国糖尿病、高血压患病率的逐年升高，其造成的继发性肾脏损害使得慢性肾脏病呈现显著的上升趋势，中国现有庞大的CKD患者群。在我国贫困的西部地区和农村地区，还有着尚未统计的大量慢性肾衰竭患者因得不到肾脏替代治疗而死于终末期肾病。根据流行病学研究资料，大约2%的CKD患者最终将进展至尿毒症期，需要行肾脏替代治疗(肾移植或透析)以维持生命，但昂贵的费用给医疗卫生体系和患者带来巨大的压力，且远期预后差。

因此基于现状，尽管肾脏替代治疗技术不断成熟进步，重视并早期积极防治CKD，采取有效干预措施延缓慢性肾衰竭的进展及防治其相关并发症发生，推迟进入尿毒症终末期仍然具有重要的现实意义。

不同CKD分期的防治目标不同，根据美国NKF－K/DOQI临床实践指南的建议：CKD 1期主要是针对原发病因的诊断和治疗、合并症的治疗、延缓CKD的进展；当肾小球滤过率(CFR)下降达到CKD 2期时，临床干预措施评估、延缓CKD的进展，降低心血管病患病风险；当发展至CKD 3期时，主要措施为减慢延缓CKD进展和评估、治疗并发症；当继续发展至CKD 4期，此时患者的肾功能损害速度已显著加快，则需要综合治疗并为肾脏替代治疗做准备；CKD 5期为终末期肾病，如出现尿毒症，需及时行肾脏替代治疗。

CKD发展至肾衰竭期时，临床上常出现乏力、浮肿、纳差、恶心呕吐、腰酸少尿、贫血貌等症状及水电解质紊乱、酸碱平衡失调等表现，而中医认为本病的发生是由于水肿、淋证、癃闭等病证久治迁延不愈转化形成，古代文献中无"慢性肾脏病"这一病名，属于传统中医学"水肿""癃闭""关格""虚劳"等范畴。根据全国中医专家编制的国家标准《中医临床诊疗术语》目前已统一将西医"慢性肾衰竭"这一疾病，中医命名为"慢性肾衰"。

慢性肾衰竭其病机是本虚标实，本虚主要为脾肾虚损；标实为湿浊、湿热、毒邪、瘀血等。主要病位在脾肾，常可累及肺、肝、心诸脏，严重者甚至五脏俱损。其中脾肾衰败、浊毒蓄积是病机的关键。慢性肾衰竭之脾失健运，肾失开阖，水湿潴留，导致脾肾衰败，浊邪壅塞三焦,常见水肿、纳差、泛恶作呕、脘腹痞满、腹胀腹泻或便秘等。

慢性肾衰竭临床论治多从补脾益肾入手,但由于肾的阴阳已衰败,肾之先天精气易亏难生、虚损难复,故从脾论治更为重要。许叔微在《本事方续集》提出:"凡下部肾经虚者,不必补之,但补脾护胃,俾谷气全而精髓自生。"此乃先天之精赖后天水谷精微充养之意。而且肾病多病程缠绵,脾胃渐弱,失其运化之功,此时若投以补肾气养肾阴之品,易阻滞气机,滋腻不化,虚不受补,且使脾胃更虚弱。又肾病后期常有湿浊瘀毒壅滞体内,投进滋补之品,可增湿助热,加重病情。因此,刘旭生教授指出,治疗慢性肾衰竭宜先补脾,现从理论及临床角度对治疗慢性肾衰竭"从脾论治,以后天养先天"的学术思想进行探析。

一 从脾论治慢性肾脏病的理论基础

(一) 脾为后天之本,气血生化之源

刘旭生教授非常推崇李东垣的《脾胃论》,他认为脾为后天之本,气血生化之源,是其他脏腑精气供给的主要脏器。脾胃属土,居中焦,胃纳脾运,化生气血,滋养五脏,增肾气化功能,利肾气恢复,助肾以主水。近代名医岳美中有云:"脾胃运化,吸收精微,使五脏滋荣,元气得继,才能却病延年,即所谓后天养先天。"脾胃为后天之本、水谷之海,主运化水谷精微、化生气血,为气血生化之源、脏腑经络之枢,是维持生命、元气的根本。

《素问·上古天真论》载:"肾者主水,受五脏六腑之精而藏之。"肾精的构成,除先天之精为其基础,同时必须依赖于脾胃所化生后天之精的不断充养与培育。李杲云:"真气又名元气,乃先身生之精气也,非营气不能滋之",又云"元气之充足,皆由脾胃之气无所伤,而后能滋养元气。"肾藏先天之精气,赖脾胃运化的水谷之精气不断充养方能旺盛。脾胃之气既伤,则肾之元气亦不能充,气血无以化生则肾元无以强健。补养脾胃则气血生化有源,气血生化有源则肾之元气得以强健。

若脾胃功能失常,中焦失运,脾不能升清降浊,则变证百生。正如《脾胃论》所言:"人之百病皆由脾胃衰而生也。"方隅更说:"脾胃一虚,则脏腑无所禀受,百脉无所交通,气血无所荣养,而为诸病,多生于脾胃。"张景岳云:"脾胃有病,自宜治脾胃。然脾胃为土脏,灌溉四旁,是以五脏中皆有脾气,而脾胃中亦皆有五脏之气,此其互为相使,有可分而不可分者在焉。故善治脾胃者,能调五脏,即所以治脾胃也。"叶天士云:"上下交阻,当治其中。"

综上所述,若脾胃受损,一则运化不足,清阳不升,肾精亏耗,肾失开阖;另则枢机滞塞,浊阴不降,湿浊弥漫,损伤五脏。在《金匮要略心典》谓"欲求阴阳之和者,必于中气,求中气之立者,必以建中也。"故从脾论治慢性肾衰竭具有重要意义。刘旭生教授提出,治疗肾衰竭宜先补脾,一则患者运化如常,正气充沛,可使邪自消退;二则全身气机升降有序

则水液通调,可使湿浊去,瘀血化。

(二) 慢性肾衰竭上关下格,与脾胃密切相关

多数医家趋向于将"关格"作为 CKD 的中医病名,认为慢性肾脏病肾衰竭期的临床表现与中医的"关格"证候相吻合。关格是指肾衰竭后期临床上所出现的恶心、呕吐、水肿、便结、头昏、胸闷喘息甚则烦躁、神昏抽搐等证。最早记载可追溯到《黄帝内经》和《难经》,在《伤寒论·平脉法》中可见到对其症状的描述:"关则不得大便,格则吐逆。"

关则不得大便,格则吐逆,关格描述的主要是消化道的症状。《素问·阴阳应象大论》曰:"清气在下,则生飧泄,浊气在上,则生䐜胀。"在整个 CKD 的病程中,消化道症状是出现最早、最广泛而又贯穿整个病程的表现,出现反复的恶心、呕吐、纳差、便秘、口中异味等症状,给患者带来了极大的痛苦,也使患者长期处于一种代谢紊乱的恶性循环中,生活质量大大下降。至尿毒症期上症尤甚,此为毒素的蓄积致浊邪中阻,气机不畅,脾不得升清,胃不得降浊,脾胃升降失常所致。病情进一步恶化,气机失宣,可致血行不畅而成瘀;浊邪中阻,上凌心肺,下犯肝肾,最终导致多系统、多脏器功能失调。

因此,从脾胃论治慢性肾衰竭,消除消化道的症状是治疗的关键。正如清代黄元御所说:"脾主升清,胃主降浊。在下之气不可一刻不升,而在上之气不可一刻不降。一刻不升则清气下陷,一刻不降则浊气上逆。"而且,中医认为脾与人体水、电解质、酸碱平衡、蛋白质代谢关系密切,调理脾胃,疏畅气机,可改善代谢紊乱增加热量减少蛋白质分解,相对增加其合成,使躯体趋于氮平衡,改善低蛋白血症,调节机体免疫力,增强体质,提高抗病能力。《素问·经脉别论》载:"饮入于胃,游溢精气,上输于脾,脾气散精,上归于肺,通调水道,下输膀胱,水精四布,五经并行。"朱丹溪在《格致余论》指出:"脾具坤静之德而有乾健之运,故能使心肺之阳降,肝肾之阴升。"脾胃居中焦,脾气主升而胃气主降,物质代谢过程,虽是五脏六腑各司其能,但脾胃为气机升降之枢纽,脾胃升降牵动全局。只有脾胃升降相因,相辅相成,气机通调,方可达阴平阳秘,精神乃治。因此,从脾胃论治慢性肾脏病可以改善关格症状,增强患者食欲,促进水谷精微运化,使气血得以生化,调整代谢功能,解除患者痛苦,提高生活质量。

(三) 中医"脾"与肠道微生态

近年来随着肠道菌群紊乱和全身疾病关系研究的深入,研究肠道微生态和 CKD 之间的关系也逐渐成为焦点。Meijers 教授首次提出了肠-肾轴理论 (gut-kidney axis),其核心是慢性肾脏病致肠道菌群紊乱,肠道菌群数量、结构、功能均发生明显改变,肠道黏膜屏障功能受损,致病菌产生代谢性毒素,主要是硫酸吲哚酚、硫酸对甲酚、氧化三甲胺 (TMAO) 和内毒素等,这些尿毒素进入循环导致系统炎症和氧化应激损伤,从而加重肾脏及心血管

系统损伤。

脾主运化,为后天之本,气血化生之源,中医学认为"脾"居中焦,具有运化水谷产生精微的功能,一年四季脾气旺盛则不受外邪的侵袭。"脾"的功能包括现代医学中消化吸收、内分泌、免疫、肠道微生态等多个系统功能。中医脾胃学说是与肠道菌群关系最为直接的理论之一。正常肠道菌群为机体提供消化吸收、合成营养物质、刺激免疫功能,以及防御疾病等生理功能,当肠道菌群失调即在种类、数量和结构分布上出现异常改变时,机体就会患病或出现病理变化。

中医学家认为"脾"的这种"运化"和"抗邪"的功能与肠道菌群对机体代谢和免疫功能的作用具有一定的相似之处。肠道菌群稳态,即脾主运化功能正常,肠道菌群行使正常的营养代谢功能,化生气血、精微;肠道微生态紊乱、脾功能失调,导致肠道菌群代谢异常,产生有毒物质,化生浊毒等。

现代研究显示健脾类方药,如四君子汤、补中益气汤具有促进消化吸收,调节胃肠活动和胃肠激素、抗胃肠黏膜损伤、改善肠道黏膜免疫功能、调节肠道菌群紊乱等药理作用。理气健脾化湿的中药如木香、砂仁、陈皮、藿香、半夏、大腹皮、厚朴等可以促进胃、小肠、大肠的动力作用,促进胃肠的排空,有效地缓解胃肠功能紊乱和便秘。清热泄浊的中药,如黄连、黄芩、大黄等清热解毒药可以抑制多种肠道致病菌,尤其是大黄不仅除了具有自身的抑菌作用外,还可以促进肠黏膜上皮分泌多种免疫物质,维持肠道黏膜屏障的生理完整性,降低肠道黏膜的通透性,减少毒素的产生和菌群的移位,并通过加强肠蠕动而使肠源性内毒素等随粪便排出。

对于中晚期慢性肾脏病,尤其是 CKD 5 期患者,如应用健脾泄浊的中药,可能通过调整肠道菌群,减少肠道毒素的吸收,增加其排出,从而减轻肠源性尿毒症毒素对于心、肾等重要器官的损伤而起到主要治疗作用。

二 临床运用

刘旭生教授"从脾论治,以后天养先天"治疗慢性肾衰竭的学术思想,临床运用主要体现在"调脾七法"的运用。刘旭生教授师承广东省中医院肾病专科学术带头人、全国第二批老中医药专家黄春林教授。黄春林教授从医六十余载,他认为 CKD 早期表现为肾气不固,中期表现为肾失气化,晚期表现为浊毒内蕴,脾虚始终并存,因此调理脾胃应贯穿始终,刘旭生教授深得黄春林教授"调脾法"的精髓,进而运用于慢性肾脏病治疗中,使得中医的学术思想得到传承与创新。黄春林教授早期的健脾法包括补气健脾,益胃健脾,行气健脾,清热健脾,开胃健脾。后又进一步发展为调脾七法,即益气升阳、益胃养阴、行气化湿、清热利湿、温阳化浊、开胃消食、通腑降浊。常用药物包括补气多用党参、北芪、人参等,益胃多用茯苓、山药、白术、薏苡仁、扁豆等;行气包括木香、砂仁、乌药、佛手等;清热包括大黄、黄芩、黄连、蒲公英等;开胃包括谷麦芽、山楂、布渣叶等。由于临床上症状错综复杂,需辨证综合应用,方能共奏奇效。刘旭生教授在黄春林教授调脾法的基础上,对慢性肾脏病进行分期辨证治疗。

如在肾脏病早期如 CKD1、2 期,临床多表现为气短懒言、纳差、腰膝酸软、浮肿尿少或夜尿增多等症,治疗以补脾益肾,益气和胃为法。在疾病中期,虚实夹杂,标本兼重,常出现疲倦懒言、恶心欲吐、尿少浮肿之症,治当健脾补气,行气化湿。至肾脏病晚期,疾病进一步发展为脾肾阳虚水湿不化,水湿浊毒壅滞加重,常出现畏寒肢冷、乏力食少、腹胀呕恶、大便溏或结,甚至关格表现,治疗以温阳健脾,通腑泄浊为法,常配合中医的特色疗法,如中药灌肠治疗。

由此可见刘旭生教授调脾法并非简单的"补脾",同时亦包含调脾七法的精髓,或补气,或益胃,或行气,或开胃,或清热,或利湿,或泄浊,根据患者不同的症状进行辨证调整,效果甚佳。

综上所述,脾胃功能失调贯穿于 CKD 的病程始终,治疗当以治脾为先,其在疾病的发生发展及治疗转归中的具有重要的作用,只有脾得健运,升清降浊功能正常,精微生化有源,才能改善临床症状,有效地防治或延缓 CKD 的病程发展。

第二节　刘旭生教授治疗慢性肾脏病用药特点

一　概述

刘旭生教授认为肾为先天之本,藏真阴而寓真阳,宜藏不宜泄,所以 CKD 的证候特征以虚损为主,夹杂有各种实证。各种肾病日久,可逐渐出现脾肾虚损的表现。因此刘旭生教授认为针对 CKD 的治疗宜攻补兼施、整体调护,扶正祛邪为其治疗原则,将益气健脾补肾、活血祛湿泻浊、行气通腑作为其治疗大法的辨证用药特点。

在传统中医理论中,脾、肾在生理上相互联系,在病理上相互影响。刘旭生教授将脾胃与肾的相互联系主要总结为三个方面:先天本于后天,共同主宰水液代谢,气机升降与阴阳平衡。同时,人体是一有机整体,脏腑之间,五行相配,相互联系,相互资生,相互制约,相互影响。因此,肾病可及他脏,他脏之病变也可影响到肾。与肾脏关系密切的主要为肝、脾二脏。乙癸同源,精血互生,肝血亏虚则肾精难养;而脾为后天之本,气血生化之源,脾虚则健运失职,水谷精微无以濡养五脏,也可导致肾精不充。

二　辨证用药分析

(一)益气健脾为先

刘旭生教授认为肾脏受损难复,病久脾肾气虚之象显著,针对疾病的病因病机,以标本兼治为中心思想,强调补益脾肾以扶助正气,增强抗病能力,缓解临床症状,保护肾功能。刘旭生教授认为,肾气虚日久无力温煦脾土致脾肾两虚,气化失施。阴不能外泄者,重在调理脾胃,助其升降,脾气升而胃气降,小肠方可分清泌浊,清气经脾而上达,浊阴自肠降而下行。通过调理脾胃,后天强健,动员五脏六腑自身储备的调节潜力,强化自身代偿能力,此更有利于助肾之气化能力。以后天补先天,脾胃健运也能够充分地发挥补益药的作用。而中焦和,脾胃调,精微化而气血以生,阴精内藏,营卫调和,肾虚亦可得到一定程度的改善。

CKD 中调养脾胃,乃医家王道,原因有二:其一,CKD 病程长,各种致病因素容易损耗人体的正气,引起阴阳气机的失调,导致变证丛生,所以应始终固护中焦气血生化之源;其二,CKD 的治疗过程中需要口服多种中西医药物,需要脾胃进行运化,难免引起脾胃气机失调,运化无力,药力则可能变为药邪。因此刘旭生教授非常推崇李东垣在《脾胃论·脾胃盛衰论》中所说:"其治肝、心、肺、肾,有余不足,或补或泻,惟益脾胃之药为切。"因此刘旭生教授针对临床上 CKD 患者,大多以健脾行气为主治疗,同时结合临床辨证兼顾调肝补肾等疗法。

针对慢性肾衰竭,刘旭生教授临床常用健脾补肾药:黄芪、仙灵脾、菟丝子、牛膝、黄精、山茱萸、山药、茯苓等。黄芪补气,因黄芪性温,入脾经,为补气之要药,气足则运化有源,能促进机体分清泌浊的功能。将精微留为己用,将糟粕排出体外;且药理研究表明黄芪有改善肾功能、利尿、改善血液流变性,黄芪可同时改善肾脏的血液循环,加强肾脏排泄功能。淫羊藿可减轻肾脏组织学的改变,延缓肾小球的硬化,抑制肾小管萎缩和间质纤维化。牛膝能利尿、通淋,故可引导肾、膀胱、尿道部位结石下行,使其排出体外。淫羊藿、牛膝、菟丝子为补肾阳之品,同用可温壮肾阳、补肾固精,亦可强壮筋骨对症缓解遗留的腰痛不适症状。黄精可滋肾阴、补脾益气,女贞子可补肾阴,两者同用可增强补肾阴之力。阴阳并补,益肾填精可补诸虚。健脾补气药与补肾阴、肾阳药同用可提高脾胃运化功能以促进补肾药物的功效,使补而不腻。

针对慢性肾炎蛋白尿方面,刘旭生教授认为脾气以升为健,脾不升清,卫气无所出,肌表失去固护,易致外感;清阳不举,也会影响肾的封藏、气化功能,致阴精下陷,形成尿浊。因此脾气亏虚（清阳不升）是慢性肾炎的重要病机,应用益气健脾升阳之法可益卫护表,预防外感,又可升清固精,减轻尿蛋白,临床上常用升阳益胃汤、补中益气汤、玉屏风散等方剂化裁,常用药物：黄芪、黄精、白果、党参、白术、防风、柴胡等。现代药理研究认为,这些方剂和药物可以调节 CKD 患者机体的免疫紊乱,如增强免疫可以预防感染,而抑制肾脏免疫炎症可以减轻蛋白尿,从而打断 CKD 的恶性循环,延缓肾衰竭的进展。

（二）活血化瘀贯穿始终

中医认为肾主开阖,脾主运化,若脾肾两虚,代谢失常,则瘀血内阻,溺浊内留。瘀血浊毒内蕴可伤及脾肾,而导致脾肾亏虚加重,脾肾亏虚则可导致瘀血、浊毒、水湿内蕴。《黄帝内经》云："人之所有者,血与气耳。"《医林改错》云："元气即虚,必不能达于血管,血管无气,必停留而瘀。"可见气与血乃是人之根本。气为血之帅。气虚即可进一步导致血瘀。《读医随笔·虚实补泻论》谓："叶天士谓久病必治络。其所谓病久气血推行不利,血络之中必有瘀凝。"这从另一方面说明：久病入络,又可致瘀。瘀血阻于肾络,瘀血既是病理产物,又是致病因素。《金匮要略·水气病脉症并治》曾云："血不利则为水。"瘀血阻络,还可以影响肾脏水液代谢及开阖功能,同时造成湿浊内停,脾肾日亏。

针对 CKD 久病多瘀的病情,特别是肾衰竭,活血化瘀是必不可少的。如现代医学证实 CKD 常有高凝状态,CKD 易出现的高黏血症、纤维蛋白在肾小球内沉积、毛细血管内血小板聚集、肾静脉微血栓形成等病理改变,正是中医学"瘀血"证的内涵。临床无传统"瘀血"的见证,并不意味着无微循环障碍及血液流变学异常。故在 CKD 的辨证治疗中,尚需结合"瘀血"的微观指标（如纤维蛋白原、凝血功能、低白血症等）来判断。

刘旭生教授临床常用益气活血、行气活血、清热活血、补肾活血、解毒活血等法;常用药物：丹参、郁金、泽兰、当归、三七等。针对慢性肾炎蛋白尿方面刘旭生教授喜丹参与三七联用,认为可以达到补气活血之效果,临床疗效佳。

（三）祛湿泄浊、行气通腑

"肾者,胃之关也,关门不利,故聚水而从其类也",水湿停滞中焦,脾气渐失运化之力,致脾胃气机不畅,临床常见腹胀、纳呆、恶心、便溏、肢体困倦等征象,因此刘旭生教授认为 CKD 湿阻气滞证,可以应用行气化湿之法,临床上常用藿香正气散、四磨汤加减,若水阻气滞重症,证见脘腹胀满,气喘不能平卧,呕吐频频等,需行气利水并行,临床上常用实脾饮、五苓散、五皮饮等化裁。常用药物：木香、砂仁、半夏、陈皮、枳实、厚朴、藿香、大腹皮等。结合现代药理研究认为,这些方剂和药物可以促进或调节 CKD 的胃肠动力,促进胃肠道水肿的吸收,从而改善消化道症状和营养不良。

脾虚湿浊中阻,易郁而化热,热与湿互结,形成湿热之邪,蕴久酿毒,损伤血脉和肾气,肾气亏虚,气化失司,湿浊更甚,造成恶性循环。临床常见口苦、口臭、呕恶、腹胀、大便溏结不爽,肛门灼热,矢气臭秽等。刘旭生教授认为CKD湿热中阻证,可以应用清热利湿化浊之法,临床上常用黄连汤、葛根芩连汤、黄连苏叶汤等化裁加减,常用药物:黄连、秦皮、蒲公英、白花蛇舌草、半边莲、土茯苓、竹茹等。

在慢性肾脏病的治疗,刘旭生教授强调行气通腑治法的重要性。在慢性肾衰竭中,由于肾功能衰竭,诸多代谢产物不能排出体外,从而对消化道产生不良影响。因此,应设法减少毒素的产生或增加其排出,同时注意保护胃肠黏膜,可防止毒素进一步积聚,造成对胃肠黏膜的严重损害。中药排毒方法具有鲜明的特点,可通过口服、结肠透析及中药药浴等多渠道给药,合力促进毒素排出。出现明显消化道症状的CKD患者,刘旭生教授临床常用大柴胡汤(经方)加减。针对慢性肾衰竭患者,常在辨证用药的基础上配合使用大黄,大量临床与实验研究均证实大黄可保持大便通畅,减少毒素在肠道的吸收,促进尿毒症毒素的排出,减缓肾纤维化,达到保护残余肾功能的作用。湿浊明显如出现纳呆腹胀者,加木香(后下)、麦芽;呕吐者,加姜半夏、陈皮;浮肿尿少者,加茯苓皮、薏苡仁等。

结合现代研究,CKD湿浊中阻常与胃肠道菌群失调和肠源性毒素大量产生有关,应用具有行气通腑作用的方剂和药物可以起到直接或间接的调节菌群、保护胃黏膜的作用,从而减少肠源性毒素的产生和危害。

三 分期论治,法中有法

CKD共有5期,刘旭生教授按照临床表现的特点,将其大致分为3个阶段:第一阶段(1、2期),以原发病的表现为主,如慢性肾炎、肾病综合征说常见的血尿、蛋白尿、水肿等;第二阶段(3、4期),以原发病、并发症的临床表现同见为主,如贫血、高血压、蛋白尿、血尿、水肿等;第三阶段(5期),以氮质血症表现和各种并发症为主,如氮质血症的消化道症状、心力衰竭、肾性贫血等。根据不同分期的证候特点,辨证应用调脾七法,并结合补肾、活血等常法,形成较为固定的诊治模式,具有很好的临床指导意义。

如CKD1、2期,表现为蛋白尿为主,伴有腰酸、乏力、平素大便灼热不爽或咽喉不适,辨证为脾肾两虚夹有湿热,可以益气升阳和清热利湿健脾法同用,并配合益胃养阴、开胃消食法,常用黄芪、白术、淮山药、芡实、炒黄连、秦皮、蒲公英、白花蛇舌草、石斛、麦芽等药物。待患者大便情况改善后,可酌用补肾固精之品,如菟丝子、女贞子、旱莲草、沙苑子、何首乌等。

如CKD3、4期,表现为蛋白尿、水肿,伴有腹胀、纳呆、便秘,辨证为脾肾两虚,气滞水停,可益气升阳和行气化湿健脾法同用,并配合淡渗利水、通腑泄浊法,常用药物:黄芪、白术、淮山药、芡实、藿香、木香、乌药、大腹皮、炒薏苡仁、茯苓皮、猪苓、川大黄、决明子等。其中重用淡渗利湿之品,如炒薏苡仁、茯苓皮等。若糖尿病肾病,兼瘀血内阻,可配合应用活血利水之品,如益母草、泽兰、蝼蛄、水蛭等。若合并肾性高血压,证属肝阳上亢,可配合应用天麻钩藤汤加减;合并肾性贫血,证属阴血亏虚,可配合应用滋阴养血而不滋腻之品,如当归、枸杞子、鸡血藤等。

如 CKD 5 期,表现为尿毒症消化道症状严重,如恶心、呕吐痰涎、头痛欲裂、形寒肢冷、大便不通、水肿等,证属浊毒内蕴,溺毒上逆,中焦气机失常,应急则治标,可通阳祛湿、通腑泄浊法同用,如大柴胡汤、吴茱萸汤合小半夏汤等方剂,或加紫苏梗、川厚朴花、草果等,少量频服,并配合大黄、蒲公英、生牡蛎等灌肠以通腑泄浊。

四 中医食疗及饮食调理

刘旭生教授强调药食同源,对于 CKD 患者食疗非常重视,认为通过调整患者的食物结构及中药食疗介入可取得良好效果。故制定合理的食疗方案对治疗效果的协同作用至关重要。根据患者不同的体质及辨证,进行辨证施膳,分别施以不同的食疗方案。刘旭生教授食疗经验:益气健脾补肾类如冬虫夏草、黄芪、淮山药、黄精、山萸肉、茯苓;清热祛湿行气类如车前草、土茯苓、生薏苡仁、鸡内金、陈皮、玉米须、扁豆、荷叶等。应用辨证的思维指导个体化的食疗方案,可改善患者体质,延缓慢性肾脏病发展,减轻不适症状,有助于疾病的康复。

对于慢性肾脏病的食疗,刘旭生教授结合其独特“脾肾气虚、湿浊瘀阻”的病机,提出扶正祛邪并重,如①冬虫夏草、车前草汤:冬虫夏草 5 g、车前草 30 g、生姜 3 片,用小火炖1 h,油、盐调味,可加入少量瘦肉,适用肾虚湿热类型。②党参淮山薏苡仁汤:党参 30 g、淮山药 50 g、薏苡仁 50 g,用小火炖 1 h,油、盐调味,可加入少量瘦肉,适用脾肾气虚夹有湿热患者。

总之,刘旭生教授在慢性肾脏病的辨证用药方面,强调宜攻补兼施、整体调护,扶正祛邪为其治疗原则,将益气健脾补肾、活血祛湿泻浊、行气通腑作为其治疗大法。刘旭生教授认为脾胃虽为后天之本,但肾为先天之本,时时赖脾气健运、生化气血以滋养,若脾虚失其运化之能,不仅无以滋养先天之肾,更能生湿缠绕肾脏、壅滞三焦,病必难愈。因此调理脾胃法应贯穿慢性肾脏病治疗的始终。刘旭生教授在健脾益气补肾的基础上,联合活血祛湿泄浊、行气通腑等法,同时也重视中医食疗的应用,配合慢病管理模式而让患者病情得到缓解及控制。

第三节　刘旭生教授关于慢性肾脏病调养常用的食疗方

　　CKD 具有病程长、病情复杂、迁延难愈的特点,其患病率逐年升高,不仅严重影响患者的生活质量,而且给患者及社会造成极大的经济负担,已经成为威胁全世界公共健康的主要疾病之一。众多的临床实践显示,中医养生之道的应用明显改善了患者的生活质量,在防治肾脏疾病中占有重要地位。刘旭生教授认为,"养生之道,莫先于食",对 CKD 患者进行科学合理的膳食调养,不仅可以强壮身体,还能起到防病治病、改善生活质量的作用。以下介绍刘旭生教授常用的调养食疗方,仅供参考。

人参茶
【原料】人参 15 g。
【制法】将人参加水 200 mL 煎 30 min。代茶少量频饮,若味浓可再冲入沸水,直至冲淡为止。
【适应证】气虚之疲倦乏力、少气懒言者。

黄芪山药粥
【原料】黄芪 60 g,山药 30 g,大米 150 g。
【制法】将黄芪放入砂锅中,加水煎煮后去渣,用煎黄芪的药汁加入山药、大米煮粥。
【适应证】脾肾气虚之疲乏、倦怠、腰膝酸软者。

栗子山药粥
【原料】栗子 50 g,山药 50 g,大米 50 g,大枣 5 枚,姜适量。
【制法】将以上材料一同煮粥,食用时可加入适量红糖。
【适应证】脾肾亏虚之疲倦、腰酸、腹泻、尿频等症。

芡实白果粥
【原料】芡实 30 g,白果 10 个,糯米 30 g。

【制法】白果去壳,与芡实、糯米入锅中加水适量,熬煮成粥。

【适应证】遗精滑精、尿频遗尿、尿中多泡沫、咳喘痰多、脾虚久泻、白带清晰量多等症。

莲子百合粥

【原料】鲜莲子(去心)30 g,鲜百合 30 g,粳米 100 g。

【制法】鲜莲子与百合、粳米一起加水煮熟后,根据个人口味,加入少量白糖或者油盐调味。

【适应证】气虚之疲倦乏力、食少纳差、心烦、眠差等症。

冰糖山药糊

【原料】山药粉 60 g,低筋面粉 60 g,冰糖适量。

【制法】将山药粉、面粉加水调成糊状,放入锅中煮熟,边煮边搅拌,使之成为半透明的糊状,加入适量冰糖调味即可。

【适应证】脾胃虚弱、口干、乏力、纳差等症。

冬虫夏草/黄芪炖鸡

【原料】冬虫夏草 6 g/黄芪 30 g,鸡肉 50 g,大枣 3 枚,生姜 3 片。

【制法】将冬虫夏草/黄芪放入砂锅中,加水煎煮 30 min 后,加入鸡肉、大枣、生姜煮熟,油盐调味。

【适应证】脾肾气虚之面色萎黄、疲倦乏力、腰背酸痛、久咳等症。

参芪猪肚粥

【原料】人参 10 g,黄芪 30 g,莲子(去心)30 g,猪肚 250 g。

【制法】将人参、黄芪放入砂锅中,加水煎煮 60 min,加入猪肚、莲子煮熟,油、盐调味至鲜即可。

【适应证】脾胃亏虚之食少便溏、口淡纳呆、胃脘冷痛、水肿脚气等症。

砂仁胡椒猪肚汤

【原料】砂仁 15 g,猪肚 500 g,生姜 2 片,胡椒粉、生姜、油、盐适量。

【制法】将猪肚放入沸水中烫过,去内膜;将猪肚、生姜、砂仁加水炖熟,加入适量胡椒粉及油、盐调味即可。

【适应证】脾胃虚弱症见腹胀、恶心纳差、呕吐等。

山药香菇炒瘦肉

【原料】山药、香菇各 50 g,猪瘦肉 150 g,姜、葱、淀粉、料酒、酱油、油、盐适量。

【制法】将山药、香菇洗净,切丝备用;猪肉洗净切丝,用淀粉、料酒、酱油拌匀。锅中放适量植物油,火烧至七八成熟时,用葱、姜爆香,将猪肉炒至变色,最后放山药、香菇丝,炒熟即可,加入少量食盐调味。

【适应证】气虚湿浊内蕴之肢体困重、食欲不振、食少纳差、小便短少、大便溏稀等症。

参麦竹丝鸡汤

【原料】西洋参 10 g,麦冬 15 g,竹丝鸡 50 g。

【制法】将西洋参、麦冬放入砂锅中,加水煎煮 60 min,加入竹丝鸡煮熟,油、盐调味至鲜即得。

【适应证】气阴两虚之口干咽燥、手心烦热、心烦音哑、大便干燥等症。

椰肉鸽汤

【原料】鸽子 1 只,椰子 1 个,银耳(干)25 g,猪瘦肉 50 g,生姜 2 片。

【制法】椰肉切成小块;银耳用清水涨发,洗净,撕成小朵,与椰肉一起放入开水中煮5 min;鸽子洗净,用开水烫过。在锅内加适量开水,放入所有原料,煮沸后改用小火煮约1 h,油盐调味。

【适应证】气血不足之精神疲惫、面色苍白、心慌心悸、失眠等症。

参元汤

【原料】人参 6 g,桂圆肉 20 枚。

【制法】将人参、桂圆加水共煮内服。

【适应证】慢性肾脏病之贫血、心悸怔忡、失眠者。

人参田七炖猪肉

【原料】人参 5 g,田七 10 g,瘦猪肉 50 g,大枣 2 枚。

【制法】将人参、田七放入砂锅中,加水煎煮 60 min 后,加入瘦猪肉、大枣煮熟,油、盐调味。

【适应证】气虚血瘀之面色晦暗、腰背酸痛、少气乏力、肌肤甲错等症。

当归生姜羊肉汤

【原料】生姜 15~30 g,当归 10 g,羊肉 500 g,黄酒、食盐适量。

【制法】羊肉洗净切块,用开水烫过,沥干水,当归、生姜分别用清水洗净,切片。将生姜下锅内略炒片刻,再倒入羊肉炒至血水干,与当归同放砂煲内,加水适量,武火煮沸后改为文火煲 1 h,调味食用即可。

【适应证】血虚内寒之腹中绵绵作痛、喜温喜按、或有胁痛里急、面白无华、唇舌淡白等症。

杜仲核桃兔肉汤
【原料】兔肉 200 g,杜仲 30 g,核桃肉 30 g,生姜 2 片。

【制法】兔肉切块洗净;杜仲、生姜洗净;核桃肉用开水烫去衣。把全部用料放入锅内,加清水适量,武火煮沸后,文火煲 1 h,油、盐调味食用即可。

【适应证】肾精不足之须发早白、腰膝酸软、头晕耳鸣、筋骨瘦弱等症。

枸杞猪腰粥
【原料】枸杞子 20 g,猪腰半个,粳米 100 g,葱、姜适量。

【制法】猪腰去筋膜,用盐和白酒搓洗去味,切片,洗净,与粳米、枸杞子一起加水煮成粥,加入葱、姜、油、盐调味即可。

【适应证】肾虚劳损,阴阳俱亏所致的腰脊疼痛、腰膝酸软、腿足萎弱、头晕耳鸣等症。

芡实猪腰汤
【原料】芡实 50 g,党参 30 g,猪腰 1 个。

【制法】猪腰去筋膜,用盐和白酒搓洗去味,切片,洗净,与芡实、党参共煮汤,油、盐调味。

【适应证】脾肾气虚之蛋白尿者。

天麻鱼头汤
【原料】天麻 30 g,枸杞子 20 g,山药 30 g,鱼头 1 个,猪肉 50 g,生姜 2 片。

【制法】天麻、枸杞子及山药洗净,加水煎 1 h 后加入鱼头、猪肉及生姜,炖熟,油、盐调味。

【适应证】眩晕头疼、神经衰弱、四肢麻木等症。

芹菜炒鱼片
【原料】芹菜 250 g,鱼片 150 g,生姜、葱、油、盐适量。

【制法】芹菜、鱼片洗净备用,先将芹菜炒至半熟,然后和鱼片、生姜一起炒,葱、油、盐调味。

【适应证】肝阳偏亢之高血压肾病患者。

玉米须茶

【原料】玉米须 100 g。

【制法】将玉米须加水 500 mL 煎 30 min。煎汤代茶饮。

【适应证】CKD 水肿诸症。

鲫鱼汤

【原料】鲫鱼 1 条,赤小豆 30 g,薏苡仁 30 g,茯苓皮 30 g,冬瓜 500 g,葱白 50 g。

【制法】将鲫鱼去鳞及内脏,洗净备用,再将赤小豆、薏苡仁、茯苓皮、冬瓜、葱白洗净,加水同鲤鱼一起入锅煮熟,吃鱼喝汤。

【适应证】CKD 水肿诸症。

赤小豆茅根汤

【原料】赤小豆 120 g,茅根 60 g。

【制法】将赤小豆、茅根加水煮至赤小豆烂熟,吃豆喝汤。

【适应证】CKD 水肿、小便不利诸症。

冬瓜薏苡仁水

【原料】冬瓜 150 g,薏苡仁 60 g,油、盐适量。

【制法】将冬瓜、薏苡仁洗净放入砂锅中,加水煎煮 30 min,油、盐调味。

【适应证】CKD 湿热型水肿者。

胡萝卜马蹄白茅根竹蔗水

【原料】胡萝卜 100~150 g,白茅根 30~60 g,马蹄 5~10 个,竹蔗 250 g。

【制法】将上述食材加水 1 000 mL 煎 30 min,煲熟代茶饮。

【适应证】火热过盛之口舌生疮、目赤肿痛、咽喉肿痛、牙龈肿痛、口干口苦、小便黄赤、大便秘结等症。

车前草煲猪小肚

【原料】车前草干品 30 g,猪小肚半个,油、盐适量。

【制法】将车前草、猪小肚洗净放入砂锅中,加水煎煮 45 min,油、盐调味。

【适应证】湿热下注之尿频、尿急、尿痛等不适。

第四节　刘旭生教授慢病管理思想在慢性肾脏病中的应用

CKD 是 2002 年由美国肾脏基金会提出的疾病概念,是指肾损害或肾小球滤过率(glomeruar filtration rate,GFR)<60 mL/min/1.73m^2,病情持续 3 个月以上的一组疾病,其中肾损害可表现为肾脏出现病理改变或血、尿、影像学检查异常。根据患者的 GFR 逐渐降低,可将 CKD 分为 1~5 期。

CKD 是一种典型的慢性非传染性疾病(noninfectious chronic disease,NCD),NCD 的特点是起病隐匿,病因复杂,病程长,疾病后期的致死率、致残率高,与不良生活方式密切相关。因此,除了药物治疗,尽早对 CKD 患者进行干预及规范管理,可能会带来很大的获益。CKD 病情发展的速度因人而异。有研究表明,CKD 患者如果缺乏规范的治疗,肾小球滤过率可能以每年 1.5% 甚至更快的速度下降。因此提倡应该尽早对 CKD 患者进行干预及规范管理,包括治疗原发病、减少危险因素、保护肾脏、预防并发症、调整药物剂量等。例如,严格控制低蛋白饮食可能明显降低 CKD 患者死亡或进行透析的比例,如果能够早期对 CKD 进展相关的生活方式危险因素(如高尿酸血症、高血糖、高血脂、高血压等)进行干预,早期规范诊治管理疾病,能够更有效地延缓疾病进展,甚至这种早期的干预和医疗照护可以影响到 CKD 患者进入透析后的相关预后,提高患者生存质量,节省个人及社会的医疗费用。但这种对患者生活方式的干预在普通门诊难以实现。因此,刘旭生教授认为,对于这类 NCD,应当运用慢病管理的理念进行干预。

慢病管理(chronic disease management,CDM)是指组织慢病专业医生、药师及护理人员,为 NCD 患者提供全面、连续、主动的管理,以达到促进健康、延缓慢病进程、减少并发症、降低伤残率、延长寿命、提高生活质量并降低医药费用的一种科学管理模式。追溯 CDM 的历史,应当是从 20 世纪开始,随着工业化的进展,人们的生活水平逐渐提高,生活方式也随之改变,伴随而来的是 NCD 发生率的上升,其所带来的经济负担也随之加重。一些西方国家为了降低医疗系统的支出,率先进行 CDM 的探索,并相继建立多种模式,对 NCD 的流行病学进行研究,为其防治提供了科学依据。至 21 世纪以来,欧美等发达国家已建立了慢病照护模式(chronic care model,CCM),慢病信息监测系统、慢病临床路径管理模式(clinieal pathway management,CPM)、自我管理模式(chronic disease self management program,CDSMP)、社区卫生定向服务模式(community oriented primary care,COPC)等多种慢病管理模式,并取得了较好的成效。而在我国,自 20 世纪五六十年代开始周期性开始大规模单病种的流行病学调查,并从 20 世纪 80 年代开始逐步建立我国各地区的 NCD 信息监测系统。目前国内兴起的以社区卫生服务为中心的 CDM 是一种新的尝试,已出版的《常见慢性病社区综合防治管理手册》尚未对医院等医疗机构的 CDM 进行规范,而且由于政策支持、经费、人员等不足,社区医院的 CDM 开展缓慢,质量参差不齐。

CDM 的核心理念认为,NCD 的一大特点是病程漫长,甚至是终生的,因此其治疗不能全靠医护人员,也需要依靠患者本身,CDM 由此而产生。CDM 目的在于从生物-心理-社会医学模式出发,全方位、多角度为 NCD 患者提供健康服务,注重对各种危险因素进行积极干预,传播医药卫生知识,为 NCD 患者提供科学合理的健康促进、用药指导,以及人文关怀。而达到这目的最重要的核心就是让患者学会自我管理,成为"内行患者"。自我管理的定义是以患者为主导,在卫生专业人员的指导和协助下,患者自己承担起一部分的治疗和预防性保健任务,通过掌握 NCD 防治的必要知识来提高生命质量,延长健康寿命。NCD 自我管理主要强调患者主动参与管理症状和维持治疗,最终目的是改善临床结局、提高生活质量。"内行患者"概念源自 2001 年英国政府提出的以"内行患者:21 世纪慢性疾病管理的新策略(*The expert patient: a new approach to chronic disease management for the twenty-first century*)"为主题的计划。该计划的观点认为,医护人员虽是诊治疾病的专家,但患者才是管理自己生活方式的专家。因此鼓励患者在得到医护人员支持情况下,充分发挥主观能动性参与到自己的健康管理中来,成为疾病治疗过程中的重要决策者。卫生专业人员对患者进行系列培训,教给患者自我管理所需知识和技能,让患者增强对自身病情的了解,成为"内行患者",能够主要依靠自己解决 NCD 给日常生活带来的各种躯体和情绪方面的问题,增强自己治疗疾病的信心。

在这种理念下建立的慢病管理门诊,与其他普通门诊相比,主要有 3 个特点:①门诊不再以药物作为唯一治疗手段。更注重通过多形式的培训,教导患者发挥中医养生治病的优势,改变不良生活方式,减少慢病的各种危险因素。②转变传统的医患关系模式。力争将患者训练为自我管理疾病的"内行患者",让其意识到慢性疾病的治疗需要自身的积极主动参与,而医护人员只是作为教练员的身份给予指导和陪伴。③实施责任制的随访照护。门诊要求护士责任制照护,通过电话、微信、QQ 等现代通信手段对慢病患者实行长期跟踪随访,实现"全程的管理",改变以往门诊患者与医护人员接触时间短,看完病回家就无人照护和管理的状态。

而且,刘旭生教授认为,中医药介入在 CDM 中具有很好的优势和特色。中医学作为中华民族五千多年来的文化结晶,在中国具有广泛群众基础。中医养生已经深入中国文化理念中,通过将中医养生理念融入 CDM 中,改善 NCD 患者的不良生活习惯,可能会提高患者的生活质量,减少并发症。中医强调"未病先防,既病防变,瘥后防复",强调在疾病的不同阶段应给予不同的干预措施,开创了中医预防医学的先河。对于处理疾病关键不在于"治疗",而在于"治理",NCD 的防治重在"养病",应"三分治七分养"。由此可知,传统中医和现代医学在 NCD 防治理念上是一致的,如果能在 CDM 中充分发挥中医的特色优势,将会获得更好的效果。

中医食疗在我国源远流长,在西周时期就已经有了"食医"的分科。《黄帝内经》就有关于食疗的记载:"凡欲诊病,必问饮食居处",并提出了膳食配伍的治疗原则。历代以来关于食疗的专著数不胜数,其中不乏中医名著,对中医食疗进行精辟的论述。俗话说"药补不如食补",这也说明食疗是防病治病的一种好办法。尽管在我国疾病以药物治疗为主,但因为中医食疗在我国具有广泛民众基础,民众对中医食疗的接受度较高,中医食疗已经成为疾病的防治过程中重要的一环。根据中医辨证论治将中医食疗参与到 CDM 中,比如将中医食疗融入 NCD 患者的三餐饮食中,可能会对改善患者的生活质量有积极的作用,减少药物治疗的花费。

在我国,最早的中医运动疗法是模仿动物的运动行为如五禽戏,逐渐发展成为各种内容丰富的传统运动疗法如八段锦、太极拳,能于运动中调节气血阴阳,调理经脉,对于 NCD 的调养有独特的疗效。

全国著名老中医王琦教授将中国人的体质分为九种,包括阳虚、阴虚、痰湿、湿热、血瘀、特禀、气虚、气郁及平和体质。该理论建议不同体质的人的衣、食、住、行方面应该有所不同。在 CDM 模式中,根据中医特色体质辨识对 NCD 患者进行体质分类,根据体质特点对患者的衣、食、住、行进行指导,养成良好的生活习惯,从而让患者实现自我管理,可能是中医特色 CDM 的一大优势。

《素问·宝命全形论》载:"人以天地之气生,四时之法成。"《素问·六节脏象论》云:"天食人以五气,地食人以五味。"这些都说明人体要依靠天地之气形成的物质生存,同时还要适应四时阴阳的变化规律,才能发育成长。正如明代医学家张景岳所说:"春应肝而养生,夏应心而养长,长夏应脾而养化,秋应肺而养收,冬应肾而养藏。"说明人体五脏的生理活动,必须适应四时阴阳的变化。《黄帝内经》四时养生理论充分体现天人合一的整体观,有益于养生保健与预防疾病,对 CDM 有一定指导意义。

除了上述几个方法之外,中医还有很多特色疗法可以用于 NCD 患者中,如针灸、拔火罐、推拿按摩、中药沐足、药酒疗法、药茶疗法等,能够有效简化治疗,减少医疗财政负担,节约卫生资源。医务人员可以教会 CDM 患者一些简单的容易操作的中医特色疗法如穴位推拿按摩,让患者可以在家里自行实施,改善生活质量。

综上所述,CDM 是一种针对 CKD 特点的疾病管理模式,刘旭生教授认为应当将这种模式应用于 CKD 患者的防治当中,而且应当加入中医药的元素,才能取得更好的临床疗效,让患者得到更大的获益。

第二章

医案集萃

第一节　急性肾小球肾炎

一　疾病概述

急性肾小球肾炎（acute glomerulonephritis），简称急性肾炎。广义上是指一组病因不一，但临床表现为急性起病，以血尿、蛋白尿、高血压、水肿、少尿及肾功能损伤为常见症状，具有自愈倾向。其发病大多由链球菌感染后引起的免疫反应所致，又称为链球菌感染后急性肾小球肾炎。少数是由其他细菌、病毒、霉菌、原虫等感染引起的，又称为急性感染后肾小球肾炎。病理变化以肾小球毛细血管内皮细胞和系膜细胞增生性变化为主。患者大多数是急性增殖性、弥漫性病变，肾小球内皮细胞增生、肿胀、系膜细胞增生，致使毛细血管管腔狭窄，甚至闭塞，肾小球系膜、毛细血管及囊腔均有明显的中性粒细胞及单核细胞浸润，严重时毛细血管内皮发生凝血现象。急性肾炎时肾脏病理生理的改变与免疫介导引起的肾小球毛细血管炎症反应有关。肾小球基底膜受中性白细胞及血管活性物质及膜攻击复合物的破坏及滤过膜阴电荷屏障的破坏致使血管内血浆蛋白及红细胞、白细胞等逸至尿中。肾小球毛细血管襻阻塞，肾小球滤过面积减少，引起肾小球滤过率下降，少尿及无尿，甚至氮质血症及尿毒症。

该病多数可自愈，目前现代医学的治疗方法主要是以休息，控制饮食，抗感染及对症治疗（利尿、降压、控制心力衰竭及急性肾衰竭等）为主。急性期应注意休息，控盐（每日3 g以下）饮食，氮质血症时应限制蛋白质摄入，并以优质动物蛋白为主。明显少尿的急性肾衰竭者需限制液体入量。必要时进行抗感染、降压对症处理。少数发生急性肾衰竭患者有透析指征时，应及时透析治疗帮助患者度过急性期。

本病属于中医学"水肿"门中的"风水""阳水"等范畴。中医学认为本病主要是在正虚的基础上，风寒湿热疮疹邪毒外侵，伤及肺、脾、肾三脏，则肺失通调，脾失转输，肾失开阖，以及三焦水道失畅，膀胱气化无权，致使水湿毒邪大量内聚，水谷精微大量丢失而发为本病，临床诸证内生。中医中药在治疗急性肾炎中起了重要作用。对于没有产生严重并发症的患者通常都可以采用单纯中医药治疗，对于有严重并发症者要用中西医结合治疗。

二 经典医案

林某,男,14岁,学生,发病节气:清明。2012年4月6日因"发热咽痛2周,颜面浮肿3日"为主诉入院。于2周前受凉后开始出现发热恶寒,体温最高38.5℃,伴咽痛,无明显咳嗽咳痰,患者至当地诊所就诊,予口服药物(具体不详)治疗后,自诉发热、咽痛症状可缓解,后患者未予治疗。3日前开始出现颜面浮肿,伴少许疲倦乏力、尿液泡沫增多,无伴小便减少及双下肢浮肿,至外院就诊,查尿常规提示尿蛋白+++、潜血++,查血压155/80 mmHg,查肾功能指标正常,予金水宝胶囊等中成药治疗后,颜面浮肿仍有反复,现患者为求进一步系统诊治,由门诊拟诊"急性肾炎综合征"收入广东省中医院肾内科行进一步系统诊治。患者既往无面部红斑、关节疼痛、皮下紫癜等表现。

入院症见:患者精神疲倦,颜面轻度浮肿,少许腰酸,无发热恶寒,无头晕头痛,咽部无疼痛,口干无口苦,纳一般,眠可,小便量可,尿中多泡沫,大便尚可。舌淡暗,苔白偏腻,脉沉细。血压:143/100 mmHg。体格检查:咽腔充血(±)。入院第二天查抗"O"抗体偏高,C3明显下降。接诊后,刘旭生教授认为,患者诊断为"急性肾小球肾炎"。病因方面,患者2周前有发热咽痛病史,现症见其颜面浮肿,体格检查咽充血(±),查尿常规显示血尿蛋白尿,查血压偏高。急性肾小球肾炎诊断明确。中医诊断为"水肿",辨证属"脾肾气虚,湿浊瘀阻"。病位在脾、肾,病性属本虚标实。治以补脾益肾,祛湿化浊活血。予以三芪口服液益气活血,益肾化湿颗粒益肾化湿。拟方如下:

党参20 g,黄芪30 g,白术15 g,茯苓15 g,山药15 g,菟丝子15 g,芡实15 g,丹参20 g,薏苡仁30 g。

同时嘱患者卧床休息,清淡低盐饮食,对症治疗其病理生理过程(如水钠潴留、血容量过大),防治急性期并发症,保护肾功能。氯沙坦钾片降压消蛋白,保护肾功能。肾功能指标提示尿酸偏高,总二氧化碳偏低,给予碳酸氢钠片口服以纠酸、碱化尿液;钙、磷异常,给予碳酸钙D_3片嚼服补钙降磷。

三 解读

清明前后,天气晴朗,草木繁茂,但时有冷空气来袭。经云"风为阳邪,易袭阳位"。风邪上犯肺卫,肺失通调水道之机,水液不循常道可上溢颜面,又因患者素体脾肾气虚,水湿转运失司,湿浊泛溢肌肤,故发为颜面浮肿。邪正交争于上,故发热咽痛。患者精神疲倦、舌淡、脉细为脾气亏虚,气血生化乏源,机体失养之象;腰酸为肾虚腰府失养之象;纳为脾气虚弱,运化失司之象。尿中有泡沫为肾气亏虚,固摄失常,精微下注之象;苔腻为湿浊内阻之象。口干为气虚津液不能上承之象;舌暗为瘀血内阻之象。

治疗上,基于临床辨证主要为脾肾气虚,湿浊瘀阻,故以补脾益肾,祛湿化浊为常法。因此用党参、白术、山药合用补益脾肾,又本病起因为风邪上犯肺卫而致水液输布功能失常,故用黄芪补益肺气以复其通调水道功能。加茯苓、薏苡仁利水渗湿,菟丝子、芡实补肾填精。由于气虚易致瘀,且患者舌象明显偏暗,故加丹参活血祛瘀,共成攻补兼施之法。

四 经验介绍

刘旭生教授认为,无论中医或西医治疗,都要密切关注患者的肾脏损害情况,中医及西医各有优势,又各有不足,可采取辨证与辨病相结合的治疗方法。

中医治疗方面,必须坚持辨证论治。常见证候主要分为风寒束肺、风热犯肺、湿毒浸淫、水湿浸渍、阴虚血热等几个方面。本病多与外感病邪有关,因外感而发者大多表现为风热犯肺证或风寒束肺证,其中在寒冷地区、寒冷季节、寒冷环境(冷空调等)感冒而起者多表现为风寒束肺证;在湿热地区、湿热季节、湿热环境(高温作业等)感冒而起者多表现为风热犯肺证;亦有初起外感风寒,而后化热入里表现为外寒内热证,治疗上可以寒热并用,表里同治。外感疱疹,病邪从肌表入者则大多表现为湿热浸淫证。病邪侵入人体损伤脏腑,水液代谢障碍明显,水肿严重者往往表现为水湿浸渍证,热邪伤阴血络受损,血尿明显者则表现为阴虚血热证。以上为本病常见证型,但亦有因之而来的变证,水邪停积,水气上凌心肺会出现咳嗽心悸;湿浊上蒙清窍出现神志昏蒙;也有因肾阴亏损,肝失所养,肝阳上亢发为头痛、呕吐,甚至昏迷惊厥。临证之时,既要知常,又要识变,依据具体情况随证加减,灵活应变。

而西医治疗方面,刘旭生教授认为对于急性肾小球肾炎患者应注意其肾功能监测并给予及时处理,主要措施为通过对症治疗其病理生理过程(如水钠潴留、血容量过大),防治急性期并发症,保护肾功能,应注意休息、限制水摄入量。

刘旭生教授认为,对于本病的治疗要发挥中西医结合的优势,既要密切关注患者肾脏指标的变化,加强监督管理,防止肾脏进一步损害,避免发生并发症,还要发挥中医特色疗法,增强患者体质,以达到标本兼治的作用。

第二节　慢性肾小球肾炎

一　疾病概述

慢性肾小球肾炎(chronic glomerulonephritis)简称慢性肾炎,是由多种原因、多种病理类型组成的原发于肾小球的一组免疫性疾病。慢性肾炎以蛋白尿、血尿、高血压、水肿为基本临床表现,发病特点是起病隐匿,病程迁延,病变缓慢进展,伴不同程度的肾功能损害,最终发展成慢性肾衰竭。仅有少数慢性肾炎是由急性肾炎发展所致(直接迁延或临床痊愈若干年后再现)。慢性肾炎的病因、发病机制和病理类型不尽相同,但起始因素多为免疫介导炎症。导致病程慢性化的机制除免疫因素外,非免疫非炎症因素占有重要作用。疾病进展速度个体间差异很大,病理类型为主要因素,但也与是否重视保护肾脏、治疗是否恰当,以及是否避免恶化因素有关。本病常呈缓慢进展性,治疗困难,预后较差。在我国,慢性肾炎是引起终末期肾脏疾病(end-stage renal disease, ESRD)的主要因素,仅次于糖尿病肾病。

根据慢性肾炎临床表现的不同,归属于中医学"水肿""腰痛""头痛""眩晕""虚劳"等范畴。中医学认为,慢性肾炎主要是外邪伤及日久,脏腑功能虚损,尤其是脾肾虚损所致;或由于脏腑功能失调,复感外邪而发,或因劳倦而发病。

慢性肾炎是导致慢性肾衰竭的重要原因之一。目前现代医学尚无根治的方法,通常采用对症治疗如降压消蛋白、抗感染、利尿或使用糖皮质激素、细胞毒药物等治疗。慢性肾炎是典型的慢性疾病,病程漫长,其病程进展与生活方式相关,治疗不仅需要医护人员参与,也需要患者承担一部分的治疗和保健任务。因此需要对慢性肾炎患者进行慢病管理,指导患者进行自我管理,增强对疾病的了解,提高疾病治疗的信心。在对慢性肾炎患者进行管理的过程中,可运用中医中药进行干预,从而提高临床疗效,以延缓乃至阻止病程进行性发展至慢性肾衰竭。

二　经典医案

案1. 陈某,男,33岁,2017年1月3日因"反复尿中泡沫十余年"初诊。2004年患者因双下肢浮肿伴蛋白尿于广州军区广州总医院就诊,行肾穿刺活检术后病理提示肾小球轻度系膜增生病变,合并肾小管间质急性病变,经激素+雷公藤等治疗后,尿蛋白转阴,浮肿减退。2016 年 6 月复查尿蛋白+,当地医院予以 ACEI 联合中成药治疗,定期复查尿常规波动在+~++之间,2016 年 12 月 5 日查尿常规显示尿蛋白++,尿蛋白肌酐比 0.72 g/g,肾功能显示血肌酐 104 umol/L,血尿酸 411 umol/L,血清白蛋白正常。

初诊:患者神清,精神尚可,无头晕头痛,无发热恶寒,无鼻塞流涕,腰酸,双下肢轻度浮肿,纳一般,眠尚可。小便夹杂泡沫,大便尚调。舌淡,苔黄微腻,脉沉。血压正常。接诊后,刘旭生教授认为,根据患者病史、症状及相关检查,可明确西医诊断为慢性肾小球肾炎,中医诊断为尿浊(脾肾气虚,湿热瘀阻),治以健脾利湿,补肾活血兼清热。拟方如下:

黄芪 20 g,山药 15 g,白术 15 g,薏苡仁 30 g,山萸肉 15 g,菟丝子 15 g,杜仲 15 g,芡实 20 g,牡丹皮 15 g,莲须 15 g,漏芦 20 g,甘草 5 g。

辅以肾炎康复片健脾补肾,益气养阴,清解余毒。西医治疗方案为盐酸贝那普利片每次 10 mg,每日 1 次。

二诊(2017 年 2 月 7 日):复查尿常规显示尿蛋白++,尿蛋白肌酐比 0.4 g/g。患者尿蛋白肌酐比较前下降,考虑尿蛋白漏出减少。症见双下肢浮肿较前减退,腰酸稍减轻,余症基本同前。拟方如下:

黄芪 30 g,山药 15 g,白术 15 g,薏苡仁 20 g,菟丝子 15 g,杜仲 15 g,益智仁 15 g,金樱子 15 g,牡丹皮 15 g,芡实 15 g,山萸肉 15 g,甘草 5 g。

该方在前方基础上予黄芪加量至 30 g,薏苡仁减量至 20 g,去莲须、漏芦,加益智仁 15 g,金樱子 15 g 加强补肾固涩。

三诊(2017 年 3 月 7 日):复查尿常规正常,尿蛋白肌酐比 0.2 g/g。患者尿蛋白转阴,考虑尿蛋白漏出较初诊时明显减少,病情改善。症见少许鼻塞、流涕,腰酸,纳眠可,大便调,小便泡沫较前减少,舌淡,苔薄黄,脉沉细。拟方如下:

黄芪 30 g,山药 20 g,白术 15 g,山萸肉 15 g,菟丝子 15 g,杜仲 15 g,益智仁 15 g,金樱子 15 g,牡丹皮 15 g,芡实 20 g,紫苏叶 10 g,甘草 5 g。

该方在前方基础上山药、芡实加量以加强健脾补肾之力,去山萸肉减轻滋腻之味,加紫苏叶 10 g 祛风散寒解表。经治疗后患者鼻塞、流涕等症状较前明显改善,维持中药汤剂口服、肾炎康复片及盐酸贝那普利片治疗,定期复查尿常规均为阴性,随访 2017 年底患者无不适。

案 2. 张某,女,32 岁,2017 年 6 月 13 日因"反复血尿、蛋白尿 1 年余"初诊。患者 2015 年 8 月体检发现尿潜血阳性,2015 年 10 月 22 日外院尿常规显示尿蛋白++,尿潜血++++,尿红细胞位相显示畸形/总数 54 000 个/66 000 个,肾功能检查显示血清肌酐 61 umol/L,诊断为慢性肾炎综合征,予氯沙坦钾片 25 mg,每日 1 次,口服,降压消蛋白;百令胶囊口服补肾填精。经治疗后患者尿蛋白较前稍改善,定期复查尿蛋白波动在-~+,尿潜血波动在+++~++++,尿蛋白肌酐比波动在 0.12~0.58 g/g。2017 年 5 月 4 日查尿常规显示尿白蛋白酯酶+,尿潜血+++,尿蛋白±。尿白蛋白肌酐比 171.44 g/g。2017 年 6 月 13

日我院查尿常规显示尿潜血++++,尿蛋白+++,尿蛋白肌酐比 0.62 g/g。

初诊:患者精神疲倦,少许尿频急,腰酸,余无特殊不适,纳可眠稍欠,夜尿 1 次,大便每日 1 次,成行。舌红,苔薄黄,脉沉细。接诊后,刘旭生教授认为,根据患者病史、症状及相关检查,可明确西医诊断为慢性肾炎综合征,中医诊断为尿浊(脾肾气虚,湿热瘀阻),治以健脾利湿,补肾活血兼清热。拟方如下:

金樱子 15 g,茜草炭 15 g,藕节 15 g,益智仁 15 g,杜仲 15 g,炙甘草 5 g,山萸肉 10 g,山药 15 g,茯神 20 g,黄芪 30 g,菟丝子 15 g,芡实 20 g,丹参 15 g。

辅以黄葵胶囊清热利湿,金水宝胶囊补益肾精。西医治疗方案为氯沙坦钾片 50 mg,每日 1 次。

二诊(2017 年 7 月 11 日):7 月 1 日复查尿常规显示尿蛋白+,尿潜血++++,尿蛋白肌酐比 0.31 g/g。患者尿蛋白肌酐比较前下降,考虑尿蛋白漏出减少。症见尿频、尿急较前改善,腰酸稍减轻,眠稍欠,余症基本同前。拟方如下:

金樱子 15 g,茜草炭 15 g,藕节 15 g,益智仁 15 g,杜仲 15 g,炙甘草 5 g,山萸肉 10 g,山药 15 g,茯神 20 g,黄芪 30 g,菟丝子 15 g,芡实 20 g,桑寄生 15 g,夜交藤 15 g。

该方在前方基础上予去丹参,加桑寄生 15 g,夜交藤 15 g。

三诊(2017 年 9 月 11 日):复查尿常规显示尿蛋白±,尿潜血+++,尿蛋白肌酐比 0.21 g/g。患者尿蛋白转阴,考虑尿蛋白漏出较初诊时明显减少,病情改善。患者症见:现无尿频急、腰酸等不适,纳眠可,大便调,舌红,苔少,脉弦细滑,拟方如下:

金樱子 15 g,茜草炭 15 g,太子参 15 g,益智仁 15 g,杜仲 15 g,炙甘草 5 g,山萸肉 10 g,山药 15 g,茯苓 20 g,黄芪 30 g,菟丝子 15 g,芡实 20 g,黄精 15 g,三七粉 1 袋(冲服)。

经治疗后患者病情稳定,维持中药汤剂、黄葵胶囊、金水宝胶囊、氯沙坦钾片治疗,定期复查尿常规均为阴性,随访 2017 年底患者无不适。

三 解读

案 1 患者以"腰酸、双下肢轻度浮肿、小便夹泡沫"为主症就诊,西医检查尿蛋白阳性,四诊合参,刘旭生教授辨证其病机根本为脾肾气虚,夹杂湿热血瘀等病理因素,予山药、白术、薏苡仁健脾祛湿,黄芪补益中气的同时具有 ACEI 样的作用,对治疗蛋白尿具有较好疗效。山萸肉、菟丝子、芡实固肾涩精止泻,杜仲补肝肾强筋骨,漏芦清热祛湿,牡丹皮、莲须凉血止血,甘草调和诸药,辅以肾炎康复片健脾补肾,清热解毒。经治疗后患者蛋白尿减少,症状改善后加强中药的补益脾肾之力,使后天脾土生化有源,肾精充足,减少精微物质漏出,疗效较好。

案 2 患者以"血尿、尿频急、腰酸"为主症就诊,西医检查尿蛋白、尿潜血阳性,四诊合参,刘旭生教授辨证其病机为脾肾气虚,湿热瘀阻,夹杂湿热血瘀等病理因素。刘旭生教授在方药中加黄芪、山药补益脾土之气,加金樱子、益智仁、杜仲、山萸肉、菟丝子、芡实等补肾填精,患者舌红、苔黄较明显,考虑患者血热明显,故在方药中加茜草炭、藕节、丹参等凉血活血,患者眠差,加茯神宁心安神;二诊患者尿频、尿急症状改善,蛋白尿较前减少,但腰酸、夜眠仍欠佳,予加桑寄生补肾强筋骨,夜交藤养心安神;三诊减少寒凉之品,加强补益脾肾之力,随诊患者无特殊不适,病情稳定。

四　经验介绍

慢性肾小球肾炎发病较为缓慢,病程较长,临床表现不一。治疗以防止或延缓肾功能进行性恶化、改善或缓解临床症状、防治严重并发症为主要目的。①积极控制高血压和减少蛋白尿。尿蛋白≥1 g/d,血压应控制在 125/75 mmHg 以下;尿蛋白<1 g/d,血压控制可放宽在 130/80 mmHg 以下。针对慢性肾炎患者临床上多使用 ACEI/ARB 类降压药控制血压的同时,减少尿蛋白和延缓肾功能恶化。②肾功能不全氮质血症患者应限制蛋白及磷的摄入量,必要时采用优质低蛋白饮食或加用必需氨基酸或酮酸。③抗血小板聚集药对系膜毛细血管性肾炎具有一定的降尿蛋白作用。④糖皮质激素和细胞毒药物一般不主张积极应用,视患者病情个体化应用。⑤避免加重肾脏损害的因素,如感染、劳累、妊娠及肾毒性药物等。两例患者为年轻人,其中一例肾穿刺活检病理类型较轻,两例患者尿蛋白均小于 1 g,西医方面刘旭生教授暂不予糖皮质激素等激进的治疗方法,而是予 ACEI 降压消尿蛋白,嘱患者定期测量血压,防止出现低血压等不良事件发生,注意防治感染、避免服用肾毒性药物、注意休息等日常生活防护。

刘旭生教授认为,慢性肾炎病程较久,病机通常表现为虚实夹杂,寒热错杂。其中正虚主要有肺、脾、肾的不同,然而脾肾虚损为病机的关键,脾虚是慢性肾炎发病和病机演变的重要环节,肾虚是慢性肾炎演变和转归的必然结果。在疾病发病的过程中,水湿、热毒、瘀血是导致其加重和发展的致病因素。

第三节　肾小球性血尿

一　疾病概述

肾小球性血尿(肾性血尿),是指除外尿路疾病(如尿路结石、肿瘤或炎症等)因素,由原发或继发的肾小球疾病所引起的肉眼或镜下血尿,是常见症状之一。相差显微镜观察尿沉渣(PCM)是确定肾小球血尿的主要方法。肾小球血尿的尿中红细胞形态大小和血红蛋白含量均发生改变称为畸形红细胞,在非肾小球性血尿中尿红细胞呈均一正形性,如畸形红细胞比例大于70%即可诊断为肾性血尿。临床以肾性血尿为主要表现的疾病常见于急、慢性肾炎,IgA肾病,隐匿性肾小球肾炎,紫癜性肾炎及狼疮性肾炎等。临床上可表现为单纯性血尿,或血尿伴蛋白尿。

现代医学认为本病血尿的产生,与系膜、基底膜免疫炎症损伤有关,红细胞被挤压穿过病变的肾小球基膜时受损导致血尿产生。轻症者随着免疫炎症的改善,受损基底膜的恢复,加以适当的中医药治疗,血尿可改善甚至消失,但多数将以镜下血尿的形式而长期存在;重者可发生肾小球和(或)肾小管的严重损伤,如毛细血管襻坏死,伴有大量蛋白尿,肾小管因大量红细胞管型堵塞而坏死等,导致肾功能恶化。

中医文献对肾小球性血尿没有直接记载,根据其临床表现应属于中医学"血证""尿血""溺血""溲血"等范畴,其病程缠绵,易反复发作,迁延难愈,或者因为无特殊治疗手段而成为医学界治疗的难点之一。中医药对血尿的治疗有确切的疗效。

二　经典医案

案1. 钟某,男,26岁。2016年1月26日因"发现镜下血尿1月"初诊。患者2015年12月1日体检时发现尿潜血±,泌尿系统彩超显示双肾未见异常,前列腺钙化。2015年12月5日查尿常规提示尿潜血+++,2015年12月9日查尿常规显示尿潜血++;2016年1月11日尿红细胞位相显示正畸比62%/34%,肾功能指标显示血肌酐106 umol/L,血尿酸486 umol/L;2016年1月25日查尿常规显示尿潜血++,尿红细胞位相显示畸形/总数44 000/44 000。体格检查无特殊不适,纳眠可,二便调,舌暗红,苔薄白,脉弦细。西医诊断为①血尿(隐匿性肾炎?);②高尿酸血症;③前列腺钙化,中医诊断为尿血,辨证为脾肾两虚,气不摄血,法以健脾补肾,益气止血。拟方如下:

盐山萸肉10 g,熟地黄15 g,淮山药15 g,茯苓15 g,牡丹皮10 g,知母15 g,女贞子15 g,墨旱莲15 g,茜草15 g,金樱子15 g,黄精15 g。

二诊(2016年4月19日):2016年3月22日复查肾功能显示血肌酐103 umol/L,血尿酸506 umol/L;尿RBC位相显示畸形/总数7 800/12 800。无特殊不适,纳眠可,夜尿1次,大便调,舌暗红,苔薄白,脉滑。心律73次/分,血压116/76 mmHg。双下肢无浮肿。患者脉象较上一诊有所变化,提示内有湿滞,前方去滋腻之熟地黄,改用清热凉血之生地黄;夜尿1次,在前方基础上加用益智仁固肾缩尿;尿酸较前升高,加用秦皮、土茯苓排泄尿酸。拟方如下:

盐山萸肉 10 g,生地黄 15 g,淮山药 15 g,茯苓 15 g,藕节 15 g,女贞子 15 g,墨旱莲 15 g,茜草 15 g,金樱子 15 g,黄精 15 g,秦皮 15 g,益智仁 15 g,土茯苓 20 g。

另外,服用苯溴马隆片每次 50 mg,每日 1 次。

三诊(2016 年 6 月 28 日):2016 年 5 月 7 日复查肾功能指标显示血肌酐 95 umol/L,血尿酸 279 umol/L;尿红细胞位相显示畸形/总数 3 200/6 400;尿常规显示尿潜血++。患者无特殊不适,纳眠可,无夜尿,大便调,舌暗红,苔薄黄,脉弦细。患者尿酸降至正常,停服苯溴马隆,上方去土茯苓、秦皮,加芡实健脾益肾;患者二便调,脉弦细,湿象不重,改生地黄为熟地黄。拟方如下:

盐山萸肉 10 g,熟地黄 15 g,淮山药 15 g,茯苓 15 g,藕节 15 g,女贞子 15 g,墨旱莲 15 g,茜草 15 g,金樱子 15 g,黄精 15 g,益智仁 15 g,芡实 15 g。

四诊(2016 年 9 月 13 日):2016 年 7 月 30 日复查肾功能指标正常;尿红细胞位相显示畸形/总数 2 800/6 400。患者诉近期睡眠不佳,偶有嗳气,舌脉同前。患者复查结果显示前方治疗有效,守方随症加减,改茯苓为茯神,同首乌藤共奏健脾安神之功;加用海螵蛸制酸护胃。拟方如下:

盐山萸肉 10 g,熟地黄 15 g,淮山药 15 g,茯神 15 g,藕节 15 g,女贞子 15 g,墨旱莲 15 g,茜草 15 g,金樱子 15 g,黄精 15 g,益智仁 15 g,首乌藤 15 g,秦皮 15 g,海螵蛸 20 g。

之后患者未再发。

案 2. 许某,男,39 岁,2016 年 8 月 30 日因"发现尿潜血 2 月"。初诊:患者 2016 年 6 月体检时尿常规显示尿潜血++;尿红细胞位相显示正/畸形 10 500/10 000。泌尿系统彩超、肾动静脉彩超未见异常。刻诊:神清,精神可,口干无口苦,纳眠可,大便日 1~2 行,质溏,小便调,舌暗红,尖红,苔薄黄,脉弦细。2016 年 8 月 29 日复查尿常规显示尿潜血++。辨证为脾肾两虚夹湿热,法以补脾益肾,清热利湿。拟方如下:

盐山萸肉 10 g,熟地黄 15 g,淮山药 15 g,茯苓 20 g,藕节 15 g,女贞子 10 g,牡丹皮 10 g,茜草 15 g,布渣叶 15 g,郁金 15 g,炒薏苡仁 20 g,知母 15 g。

二诊(2017 年 10 月 17 日):患者精神可,口干较前改善,纳眠可,大便日 2~3 行,质溏,小便调,舌暗红,尖红,苔薄黄,脉弦细。2016 年 9 月 21 日复查尿常规阴性。肾功能指标显示血肌酐 84 umol/L,血尿酸 471 umol/L。患者尿常规阴性,尿酸稍偏高,表明前方有效。二诊大肠湿热征象明显,大便溏,次数增多,去熟地黄、女贞子防止滋阴太过,加绵茵陈、藿香清热利湿,以实大便。拟方如下:

盐山萸肉 10 g,淮山药 15 g,茯苓 20 g,藕节 15 g,牡丹皮 10 g,茜草 15 g,布渣叶 15 g,郁金 15 g,炒薏苡仁 20 g,知母 15 g,绵茵陈 15 g,藿香 15 g。

加服碳酸氢钠片每次 0.5 g,每日 3 次。

三诊(2017 年 11 月 15 日):患者精神可,纳眠可,大便好转,每日 1~2 次,质可,小便少许灼热感。舌暗红,苔黄腻,脉弦细。2016 年 11 月 14 日查尿常规显示尿潜血++;尿红细胞位相显示正/畸形 3 200/16 000。患者苔黄腻,表明内有湿热,去滋阴之知母,加绵茵陈清热利湿,土茯苓益肾蠲浊,石韦通下利小便,有瓜石斛防治清利太过。拟方如下:

盐山萸肉 10 g,淮山药 15 g,茯苓 20 g,藕节 15 g,牡丹皮 10 g,茜草 15 g,布渣叶 15 g,郁金 15 g,炒薏苡仁 20 g,绵茵陈 20 g,有瓜石斛 15 g,土茯苓 20 g,石韦 15 g。

四诊(2017 年 1 月 24 日):患者精神可,诉偶有小腹胀痛,尿频多,余症同前。舌暗红,苔薄黄,脉弦细。2017 年 1 月 20 日查尿常规显示尿潜血++;尿红细胞位相显示正/畸形 6 400/15 960。患者畸形 RBC 数明显下降,苔薄黄,湿热不著,去绵茵陈、石韦、石斛,加延胡索行气止痛,金樱子固肾缩尿。拟方如下:

盐山萸肉 10 g,淮山药 15 g,茯苓 20 g,藕节 15 g,牡丹皮 10 g,茜草 15 g,布渣叶 15 g,郁金 15 g,炒薏苡仁 20 g,金樱子 15 g,延胡索 15 g,土茯苓 20 g。

五诊(2017 年 2 月 27 日):诸症好转,舌脉同前。同日查尿常规显示尿潜血++;尿红细胞位相显示总数 15 400,正/畸形 4 800/10 600。

盐山萸肉 10 g,淮山药 15 g,茯苓 20 g,藕节 15 g,牡丹皮 10 g,茜草 15 g,布渣叶 15 g,郁金 15 g,炒薏苡仁 20 g,金樱子 15 g,墨旱莲 15 g,土茯苓 20 g。

水煎内服,共 21 剂。

2017 年 4 月 17 日复查尿红细胞位相显示正/畸形 3 200/6 400。

三 解读

案 1 患者初诊时,无不适,纳眠可,二便调,舌暗红,苔薄白,脉弦细。刘旭生教授经四诊合参,辨证为"脾肾两虚,气不摄血",法以"健脾补肾,益气止血",予山萸肉、熟地黄、黄精、女贞子、墨旱莲益肾填精,金樱子补肾固精,淮山药、茯苓补气健脾,牡丹皮、知母滋阴凉血,茜草止血,共奏健脾补肾,益气止血之功。二诊时检查结果较前明显好转,上方有效,守方加减:患者诉夜尿 1 次,脉象由初诊的弦细转为脉滑,故改熟地黄为生地黄,加用益智仁固肾缩尿;尿酸较前升高,加用秦皮、土茯苓排泄尿酸,但尿酸偏高,加服西药苯溴马隆。三诊时,停服苯溴马隆,上方去土茯苓、秦皮,加芡实健脾益肾;患者二便调,脉弦细,湿象不重,改生地黄为熟地黄。四诊时,检验结果进一步好转,守方加减。

案 2 患者初诊时口干无口苦,纳眠可,大便日 1~2 行,质溏,小便调,舌暗红,尖红,苔薄黄,脉弦细。辨证为脾肾两虚夹湿热,法以补脾益肾,清热利湿,予山萸肉、熟地黄、女贞子益肾填精,淮山药、茯苓、炒薏苡仁健脾益气,藕节、茜草止血,牡丹皮、知母、郁金清热凉血,布渣叶清热利湿。二诊时,大便溏,次数增多,去熟地黄、女贞子防止滋阴太过,加绵茵陈、藿香清热利湿。三诊时,苔黄腻,表明内有湿热,去滋阴之知母,加绵茵陈清热利湿,土茯苓益肾蠲浊,石韦通下利小便,有瓜石斛防治清利太过。四诊时,小腹胀痛,尿频多,苔薄黄,湿热不著,去绵茵陈、石韦、石斛,加延胡索行气止痛,金樱子固肾缩尿。

四 经验介绍

参阅《丹溪心法·溺血》云"其人素病于色者,此属虚",指出血尿因房劳伤肾所致,其病机属虚;《医学衷中参西录》曰:"中气虚弱,不能摄血,又兼命门相火衰弱,乏吸摄之力,以致肾脏不能封固,血随小便而流出也",因此,刘旭生教授认为脾肾亏虚是肾小球性血尿的基本病机,脾虚是肾小球性血尿发病及病机演变的重要环节,肾虚是肾小球性血尿演变与转归的必然结果,而肾虚临床又以肾阴亏虚多见。湿热、瘀血是导致疾病加重和发展的条件,虚实并见,寒热错杂是其病理特征。故刘旭生教授治疗上采用扶正祛邪是其主要的治疗大法,并制定补肾清热祛湿活血法治疗肾性血尿,切中病机,因此能取得较好疗效。

(一)补肾为先,养阴为主

刘旭生教授观察到肾性血尿临床大多表现为目睛干涩或视物模糊,头晕,耳鸣,五心烦热,口干咽燥,腰脊酸痛,梦遗或月经失调,茶色尿或洗肉水样尿,舌红少苔,脉弦细或细数,为肾阴亏虚,阴虚内热的表现,内热灼伤肾络,血则外溢,从而形成血尿。刘旭生教授认为治疗肾性血尿首重补肾养阴,临床上选用六味地黄汤合二至丸为基本方。补肾养阴可用女贞子、旱莲草、山茱萸、熟地黄等;滋阴清热可用知母、黄柏、生地黄、牡丹皮等。

(二)清热祛湿

刘旭生教授认为湿热之邪贯彻肾性血尿整个病程,临床上患者血尿每于上呼吸道感染或劳累后反复加重,出现肉眼血尿,迁延难愈,患者每伴有咽痛,口干口苦,失眠心烦,大便溏,舌红,苔黄腻等临床表现。结合患者病程,为湿邪久恋,郁而化热,热伤气阴,正气愈虚,湿邪更甚;故若必欲补者,须待湿清热消大半,但有一分湿邪存在,就不可补涩过早,以免闭门留寇。刘旭生教授临床上选用白花蛇舌草、土茯苓、白茅根、蒲公英等清热利湿解毒药为主,咽痛者,酌加玄参、知母、牛蒡子清热利咽;血尿明显者,重用小蓟、白茅根,刘旭生教授认为两药合用既有清热利湿、凉血止血之功,又有利水消肿之效,白茅根用量宜大,可用量达 30~50 g。同时清热祛湿也应注意健运脾胃,以防过于寒凉伤及脾胃,故临床上刘旭生教授多加用淮山药、茯苓等药物健脾行气,脾气得健则湿热之邪才有出路。

(三)活血化瘀

肾性血尿患者既有出血,则必有瘀滞,"离经之血必有瘀"。长期血尿不止者,必有血瘀阻络,所谓久病入络,久漏宜通,因此活血化瘀当为治疗大法。刘旭生教授认为治血尿需谨记化瘀利小便,使瘀血消散,达到气通血自和,火降血自止,不止血而尿血自止的目的。无论虚热证、实热证或脾肾亏损所致血尿,但见有瘀血,即当活血化瘀,血尿不能轻易用止血收涩之剂。肾性血尿早期以湿热夹瘀血为主,湿热致病,缠绵难愈,阻遏气机,妨碍血行,血脉不畅,形成瘀血,故治疗以清热利湿、凉血止血为法,常选用赤芍、生地黄、丹参、茜草根等清热凉血活血药物。久病气虚(阳虚)不运,血行不畅而气虚血滞,导致湿阻血瘀互相蕴结,虚者更虚,实者更实,终致正气大伤,先后天俱虚,脾失健运,肾失封藏,血瘀湿阻。气能生血,又能摄血,故用益气补虚药,不仅能促进血液的生成,而且还有摄血止血的功能,尤其适用于长期血尿不止者。刘旭生教授临床常选用生地黄、当归、桃仁、红花、丹参、女贞子等活血药。当归、丹参活血养血,桃仁、红花活血祛瘀,伴气虚加黄芪,以鼓舞正气,推动气化。

刘旭生教授从多年临床实践中总结出补肾清热祛湿活血法,强调补肾、清热、祛湿、活血并举。前期湿热重,应先以清湿热为主,兼以补肾养阴活血;后期则以补肾养阴为主,兼以清利湿热活血为辅。同时刘旭生教授认为血尿无论虚实,皆有瘀,故活血化瘀法应贯彻治疗始终。刘旭生教授应用补肾清热祛湿活血法治疗肾性血尿,其法来源于临床又应用于临床,疗效确切,切中病机,紧扣肾性血尿的中医病因病机,疗效显著。

第四节 IgA 肾病

一 疾病概述

IgA 肾病是指 IgA 或以 IgA 为主(常伴 IgM 或补体 C3)的免疫复合物在肾小球系膜区异常沉积所导致的原发性肾小球疾病。它是目前世界范围内最常见的原发性肾小球疾病,约占全部肾活检病例中原发性肾小球疾病的 30%~50%。IgA 肾病主要累及青年人,80%患者为 16~35 岁年龄层人群。据统计,5%~25%、15%~40%的 IgA 患者分别在确诊后 10 年、20 年内进入终末期肾病,是我国进展至终末期肾病最重要的疾病。IgA 肾病临床表现多样,主要为肉眼血尿或镜下血尿,伴不同程度的蛋白尿,病程一般呈慢性、进行性发展,少数也可表现为急性、急进性肾小球肾炎,甚至起病时即伴有肾脏功能受损或高血压。IgA 肾病病理病变多样、程度不一,几乎涉及肾小球肾炎的所有病理类型,如局灶性节段性肾小球硬化、增生硬化性肾小球肾炎、新月体性肾小球肾炎等,但主要特征为不同程度的系膜增生。由于 IgA 肾病临床表现、病理变化和预后相差甚远,治疗上应综合具体的临床表现及病理特征制订合理的治疗方案。

IgA 肾病以肉眼或镜下血尿为主要临床表现,归属于中医学"尿血"的范畴。《金匮要略·五脏风寒积聚病脉证并治》曰:"热在下焦者,则尿血,亦令淋秘不通。"遵历代医家之说,尿血病因病机主要有五。《伤寒论·辨少阴病脉证并治》首举"感邪后尿血"观点,"少阴病八九日,一身手足尽热者,以热在膀胱,必便血也",即外邪入里、热犯膀胱;《太平圣惠方·治尿血诸方》又曰,"小便出血皆因心脏积邪,毒流于小肠",指出尿血可因心火亢盛,热传小肠,循经灼伤膀胱血络所致;《血证论·卷四·尿血》记载:"尿血,治心与肝不愈者,当兼治其肺,肺为水上之源,金清则水清,水宁则血宁",可知肺乃娇脏,邪伤肺卫,下伤及肾,则热迫血行;《温病合编》指出,"热侵膀胱者,其邪在胃,胃热灼于下焦,在膀胱但有热而无邪,惟令小便赤色而已,其治在胃",胃热伤络,迫血妄行,渗入下焦,或胃热灼下焦,血出脉道,则尿血;《医学心悟·第三卷·尿血》提出,"又肝主疏泄,肝火藏,亦令尿血",肝郁化火,熏蒸肝胆络脉,血溢脉道,则尿血。宋代医家严用和《济生方·失血论治》归纳血证乃"因大虚损,或饮酒过度,或强食过饱,或饮啖辛热,或忧思恚怒"所致。明代张介宾《景岳全书·血证》将血证病机归纳为"火盛"及"气虚"两个方面。

二 经典医案

案 1. 陈某,女,34 岁,2017 年 5 月 9 日因"发现血尿、蛋白尿 7 年余"来诊。患者 2010 年于外院查尿常规显示尿潜血+++,尿蛋白++,肾穿刺活检病理显示轻度系膜性 IgA 肾病(lee 分级:Ⅱ级)。7 年来病情反复,尿常规示尿潜血波动在++~+++,尿蛋白波动在±~++。症见精神可,时有腰酸痛,口干,纳眠可,小便夹泡沫,无夜尿,大便调,自诉平素血压波动在 110~120/80~90 mmHg。体格检查:舌暗,边有齿印,苔薄白腻,脉沉细。辅助检查:2017 年 5 月 8 日尿常规显示尿蛋白+++,尿潜血+++,血肌酐 117 umol/L。结合患者既往史及辅助检查结果,西医诊断为 IgA 肾病(轻度系膜性,lee 分级:Ⅱ级)、慢性胃炎;四诊合参,中医诊断为尿血、尿浊,辨证为肾气不固。予以氯沙坦钾片、黄葵胶囊,并拟方如下:

山药 20 g,盐山萸肉 10 g,茯苓 15 g,杜仲 15 g,桑寄生 20 g,菟丝子 15 g,藕节 15 g,芡实 20 g,女贞子 15 g,薄树芝 15 g,甘草 5 g,炒薏苡仁 20 g,延胡索 15 g。

黄葵胶囊为黄蜀葵花单药制剂,性凉,味甘辛,入心、肾、膀胱经,具有利尿通淋、活血止血的作用。刘旭生教授认为 IgA 肾病病位在肾,病程绵延,久病常兼瘀,予黄葵胶囊引药兼入肾之脏、膀胱之腑以利尿通淋兼活血。现代药理学研究指出,黄蜀葵花及其提取物具有抗炎作用,并能有效减少蛋白尿及保护肾功能。

二诊(2017 年 5 月 23 日):诉头胀闷不适,腰酸,无尿频急痛,余症状、体格检查基本同前。复查尿常规显示白细胞酯酶+,尿潜血+++,尿蛋白++,尿蛋白肌酐比 1.01 g/g。

刘旭生教授认为,患者腰痛较前减,头胀闷不适乃气虚血瘀,脉络不通,加之脾肾气虚,素虚易感,风邪上犯头目,拟原发基础上减用延胡索,加用蒺藜活血祛风;另加用石韦增强凉血通淋之效。拟方如下:

山药20 g,盐山萸肉10 g,茯苓15 g,杜仲15 g,桑寄生20 g,菟丝子15 g,藕节15 g,芡实20 g,女贞子15 g,薄树芝15 g,甘草5 g,炒薏苡仁20 g,蒺藜15 g,石韦15 g。

三诊(2017年6月6日):患者诉头胀闷不适,经期明显,腰酸较前减,余症状、体格检查基本同前。复查尿常规提示尿潜血++++(经期影响),尿蛋白+++,尿蛋白肌酐比1.1 g/g。拟上方基础上减用蒺藜、石韦,加用黄芪补益肺脾、升发清阳。拟方如下:

山药20 g,盐山萸肉10 g,茯苓15 g,杜仲15 g,桑寄生20 g,菟丝子15 g,藕节15 g,芡实20 g,女贞子15 g,薄树芝15 g,甘草5 g,炒薏苡仁20 g,黄芪20 g。

四诊(2017年6月20日):症状较前好转,但仍诉口干,时有腹泻,舌暗,边有齿印,苔薄黄腻,脉沉细。复查尿常规显示尿潜血+++,尿蛋白++,患者口干,苔微黄腻,考虑与邪恋机体、化热熏蒸上焦有关,拟上方基础减用女贞子、炒薏苡仁,加用车前草清热凉血;时有腹泻,四诊合参,乃脾胃素虚,气机不畅,郁而为痰,治以化痰、分消走泄,与布渣叶消食化痰。拟方如下:

山药20 g,盐山萸肉10 g,茯苓15 g,杜仲15 g,桑寄生20 g,菟丝子15 g,藕节15 g,芡实20 g,薄树芝15 g,甘草5 g,黄芪20 g,车前草15 g,布渣叶15 g。

五诊(2017年7月4日):口干、腹泻症状较前缓解明显,夜尿0~1次,体格检查舌淡红,边有齿印,苔薄黄,脉细,余症状及体格检查基本同前。患者口干、腹泻症状已解,夜尿稍频,拟在原方基础上减用车前草、布渣叶,加用金樱子固缩尿。拟方如下:

山药20 g,盐山萸肉10 g,茯苓15 g,杜仲15 g,桑寄生20 g,菟丝子15 g,藕节15 g,芡实20 g,薄树芝15 g,甘草5 g,黄芪20 g,金樱子15 g。

六诊(2017年7月25日):夜尿症状改善,月经规律,经色偏暗夹血块,余症状及体格检查基本同前。复查肌酐109 umol/L,尿常规显示白细胞酯酶+,尿潜血+++,尿蛋白++,尿蛋白蛋白肌酐比803 mg/g。拟原方基础上,甘草易炙甘草顾护脾阳,减用金樱子,加用覆盆子平补肝肾。拟方如下:

山药20 g,盐山萸肉10 g,茯苓15 g,杜仲15 g,桑寄生20 g,菟丝子15 g,藕节15 g,芡实20 g,薄树芝15 g,炙甘草5 g,黄芪20 g,覆盆子15 g。

七诊(2017年8月15日):患者诉无夜尿,时有口干,眠欠佳,余症状及体格检查基本同前。复查尿常规显示白细胞酯酶+,尿潜血+++,尿蛋白+,尿白蛋白肌酐比544.89 mg/g。患者少许口干,眠欠佳,考虑脾虚湿滞,化而为热,虚火上炎,拟上方基础减覆盆子,加知母清热滋阴,配合炒薏苡仁利湿健脾,并易炙甘草为甘草防温燥太过、茯苓为茯神宁心安神。拟方如下:

山药20 g,盐山萸肉10 g,茯神15 g,杜仲15 g,桑寄生20 g,菟丝子15 g,藕节15 g,芡实 20 g,薄树芝 15 g,炙甘草 5 g,黄芪 20 g,知母 10 g,炒薏苡仁 15 g。

八诊(2017 年 8 月 29 日):患者诉口干、睡眠改善,体格检查舌淡红,边有齿印,苔薄白,脉细。余症状基本同前。复查尿常规显示尿潜血+++,尿蛋白+,尿蛋白肌酐比0.73 g/g。苔渐变为薄白,考虑热象较前稍减,拟上方基础减用知母防清热太过伤脾肾阳气,加用牛膝补益肝肾、引火下行,并加茯神用量至 20 g。后患者维持中药汤剂配合氯沙坦钾片、黄葵胶囊治疗,随访至 2017 年 11 月 7 日,患者无特殊不适,尿蛋白肌酐比波动在0.43~0.86,尿常规尿潜血波动在++~+++。

案 2. 廖某,女,41 岁,2016 年 8 月 23 日因"发现蛋白尿 11 年余"来诊。患者 2005 年于当地医院查尿液检查提示尿蛋白++,尿潜血+,肾功能指标正常,测血压不高(具体不详),间断服用中药、中成药。后病情反复,遂于 2012 年广东省中医院行肾穿刺提示 IgA 肾病(局灶增生硬化性,HassⅣ型,Oxford 分型,M1S1E0T1),予贝托普利、阿托伐他汀钙片、昆仙胶囊等治疗后,尿蛋白波动在+~+++,尿潜血波动在++~+++。刻诊:精神尚可,平素易感冒,恶寒,无发热,咳嗽,无痰,咽痒,流清涕,畏寒,口干,纳可,眠一般,小便泡沫多,有尿频急感,夜尿 1 次,大便每日 1 次,质干结。舌暗红,苔薄白,脉沉细,双肾无叩击痛,双下肢无浮肿。辅助检查:8 月 23 日查肾功能指标显示血肌酐 92 umol/L,尿常规显示尿潜血++,尿蛋白++,24 h 尿蛋白定量为 1.632 g。结合患者既往史及辅助检查结果,西医诊断为"IgA 肾病(局灶增生硬化性,HassⅣ型,Oxford 分型,M1S1E0T1)",中医诊断为"尿血、尿浊",辨证为下焦湿热。继续予以雷公藤多苷片、氯沙坦钾片、金水宝胶囊、三芪口服液,并拟方如下:

黄芪 30 g,桂枝 10 g,盐山萸肉 10 g,茯神 20 g,菟丝子 15 g,杜仲 15 g,芡实 20 g,党参20 g,益智仁 15 g,金樱子 15 g,黄精 15 g,覆盆子 15 g,山药 15 g,决明子 20 g。

另予上凉颗粒(广东省中医院院内制剂)疏风解表。

二诊(2016 年 9 月 27 日):大便干结较前改善,口干,舌暗红,苔薄白,脉细,余症状及体格检查基本同前。复查尿常规提示白细胞酯酶+,尿潜血++,尿蛋白+++,24 h 尿蛋白定量为 1.167 g。

刘旭生教授认为,口干乃湿热蕴蒸上焦所致,易党参为太子参加强生津之力;大便干结较前改善,患者仍诉尿频急不适,舌偏暗,四诊合参,考虑乃气阴两虚,无以柔肝,肝郁化火,熏蒸肝胆络脉,血溢脉道,尿血所致,易决明子为女贞子滋补肝肾。拟方如下:

黄芪 30 g,桂枝 10 g,盐山萸肉 10 g,茯神 20 g,菟丝子 15 g,杜仲 15 g,芡实 20 g,太子参 20 g,益智仁 15 g,金樱子 15 g,黄精 15 g,覆盆子 15 g,山药 15 g,女贞子 20 g。

三诊(2016 年 10 月 26 日):眠较前改善,仍诉畏寒,大便偏烂,不成形,余症状及体格检查基本同前。复查尿常规显示尿潜血++,尿蛋白++。拟上方基础减去女贞子、太子参,加用藿香化湿和胃、桑寄生平补肝肾兼祛风湿。拟方如下:

黄芪 30 g,桂枝 10 g,盐山萸肉 10 g,茯神 20 g,菟丝子 15 g,杜仲 15 g,芡实 20 g,益智仁 15 g,金樱子 15 g,黄精 15 g,覆盆子 15 g,山药 15 g。

四诊(2016年11月29日)：畏寒、流清涕症状较前改善,大便干结,余症状及体格检查基本同前。复查尿常规显示尿潜血++,尿蛋白++,24 h尿蛋白定量为1.6 g,尿蛋白肌酐比1.53,肾功能指标显示血肌酐84 umol/L。守法同前,加强补益气阴之力,易黄精为有瓜石斛清热滋阴,加用肉苁蓉温补肾阳、桃仁润燥滑肠以通便。拟方如下：

黄芪30 g,桂枝10 g,盐山萸肉10 g,茯神20 g,菟丝子15 g,杜仲15 g,芡实20 g,益智仁15 g,金樱子15 g,有瓜石斛15 g,覆盆子15 g,山药15 g,肉苁蓉15 g,桃仁15 g。

五诊(2017年1月3日)：精神可,微汗,自诉无明显畏寒、流清涕症状,纳眠可,大便调,余症状及体格检查基本同前。复查尿常规显示尿潜血++,尿蛋白++,尿蛋白肌酐比0.75。考虑患者大便调,减用肉苁蓉、桃仁;浮小麦味甘,性凉,能防止补益之药太过,予止汗。拟方如下：

黄芪30 g,桂枝10 g,盐山萸肉10 g,茯神20 g,菟丝15 g,杜仲15 g,芡实20 g,益智仁15 g,金樱子15 g,有瓜石斛15 g,覆盆子15 g,山药15 g,浮小麦20 g。

随访至2017年2月21日,患者症状基本同前,复查情况较前稳定,尿常规显示尿潜血+++,尿蛋白++,尿蛋白肌酐比0.7。

三 解读

案1中陈某以腰酸痛,口干,眠欠佳,小便夹泡沫,偶有夜尿,大便调,月经规律,经色偏暗夹血块为主要症状,舌暗,边有齿印,苔薄白腻,脉沉细,刘旭生教授四诊合参,认为患者以肾气不固兼血瘀证,治疗上当以补益肾气兼止血化瘀法。方药组成拟山药、山萸肉、茯苓为基础方,乃六味地黄丸减用熟地黄、牡丹皮、泽泻等大清大补之品,取平补脾肾之义。肾虚方面,予以杜仲、桑寄生、菟丝子、芡实加强补肾固精;脾虚方面,薄树芝、黄芪、炙甘草健脾益胃;久病必瘀,配合藕节散瘀止血。并适时综合患者症、证变化增减药味。

案2中廖某则以平素易感冒,恶寒,流清涕,畏寒,口干,纳可,眠一般,小便泡沫多,大便干结为主要症状,舌暗红,苔薄白,脉沉细,四诊合参,辨证为脾不统血兼湿热证,治疗上当以补中健脾兼清热利湿为法。方药主要以黄芪、盐山萸肉、杜仲、党参、山药补益脾肾之气,益智仁、芡实、黄精固肾填精,桂枝巩固通阳化气之效,并随证加减,予以决明子等清热利湿。

案2中刘旭生教授使用雷公藤多苷片、三芪口服液治疗IgA肾病。雷公藤类制剂包括含雷公藤、昆明山海棠和东北雷公藤成分的一类药物,是一种具有免疫抑制剂样作用的中成药。目前已上市的雷公藤类制剂有雷公藤多苷片、雷公藤片、雷公藤内酯软膏、昆明山海棠片及火把花根片等,含有雷公藤属植物的常见药物有昆仙胶囊、金关片等。刘旭生教授认为,雷公藤性寒,味辛苦,有祛风除湿、活血消肿之功,结合现代药理证实其之于免疫抑制的功能及降低 IgA 肾患者群蛋白尿的疗效,可辨证施用于蛋白尿控制欠佳、肾功能快速减退的 IgA 肾病患者群。雷公藤类制剂的主要不良反应有性腺抑制、肝功受损及胃肠道反应,与激素和细胞毒类药物相比,毒副作用较轻,呈浓度相关,一般停药后不良反应可消失。

用药方案中的中成药金水宝胶囊乃冬虫夏草制剂。冬虫夏草,俗称(冬)虫草,性温,味甘,入肺、肾经,主保肺气实腠理、补肾益精。刘旭生教授认为,IgA 肾病患者久病病邪恋体,平素多虚,予虫草制剂兼补肺肾,共固内外之气,以达扶正补虚之效。现代研究也指出,虫草具有抑制肾小球系膜细胞增生、减少蛋白尿等作用。

治疗方案中另一中成药三芪口服液乃以黄芪、三七、丹参为主要成分的中成药制剂,由杨霓芝教授团队基于"益气以调节机体不正常免疫功能"理论研发而成,功能主要为补气活血,遵杨老治病理念之传承、发扬,刘旭生教授认为,IgA 肾病主证多为久病损气,气虚不摄,同时兼久病之瘀邪,故治疗上可予三芪口服液以兼顾益气与活血。

回顾上述两则医案,无不以"急则治其标,缓则治其本"为法进行综合治疗。IgA 肾病病程绵延,每遇外感之邪加重,日久耗伤,正气渐损,累及脾肾,当以补益脾肾为本,但又须忌补益太过,山药、山萸肉、黄芪、杜仲、党参、山药等药味乃上乘之选,随证施治;患者多体虚易感,兼之诸症,当以急则治其标为法,拟在基础方的基础上配合夜交藤、茯神、牡丹皮养心宁神;有瓜石斛清热养阴;肉苁蓉补肾通便等对症施治。

四　经验介绍

刘旭生教授认为,IgA 肾病各分型临床表现及预后相差甚远,每遇外感加重,病情反复延绵,治疗上强调未病先防、既病防变,提倡通过感染控制、改善血尿及蛋白尿等综合治疗以护肾。

(一)预防及控制感染

感染是病情反复、进展的主要原因,提高机体免疫力预防感染、及时控制感染因而尤显重要。因此,中药方剂中可酌情加用扶正补益中药如党参、太子参、黄芪等补气药固本扶正,固先天之气;佐以山药、茯苓、白术等健脾药益气健脾,培育后天之气,黄精、芡实等补肾药以固肾填精,涵养先天之精等。此外,现代药理研究提示许多中药对各病原体的抑制作用,可临证、随症而酌情选用及时控制感染。此类作用的常见中药有蒲公英、茵陈、黄芩、秦皮等,施用之时可灵活选用,如症见咳嗽咯黄痰,咽痛,舌红苔黄,脉浮数等风热之象,可予浙贝母、百部、连翘等疏风利咽喉,清热化痰;症见里急后重,肛门灼热不适,大便秽臭等湿热下注大肠之象,可予大黄、白头翁等清肠泄热。

(二)改善血尿

IgA 肾病以持续镜下血尿或肉眼血尿为主要临床特征,现代医学对于单纯血尿暂未有对症治疗,而中医学中各代医家对血尿的病因病机进行探讨,无不归以"热"。在临床实践中,可善用凉血止血药物缓解血尿症状。方中常用凉血止血药有小蓟、地榆、白茅根、槐花等;同时须注意,忌大堆寒凉之药防耗损正气,可佐以黄芪、党参、生地黄等以补益固本。

(三)蛋白尿的治疗

IgA 肾病部分患者除尿血外,可出现持续蛋白尿,蛋白尿是影响 IgA 肾病预后的危险因素之一。现代医学方面目前主要通过 ACEI/ARB 类药物降低肾灌注以减少尿中蛋白漏出。中医学方面,已有现代研究证实多味中药具有 ACEI/ARB 样作用,如芡实、菟丝子、黄精、黄芪、牛膝等具有补益固肾摄精之品,临床实践中可起到辅助治疗的作用。

(四)具有糖皮质激素样作用中药的应用

现代医学中,对于经过 3~6 个月支持治疗、GFR>50 mL/(min·1.73 m^2)、尿蛋白≥1g/d 的 IgA 肾病患者群,KDIGO(改善全球肾脏病预后组织)肾小球肾炎临床实践指南。推荐糖皮质激素或其他免疫抑制剂治疗。然而,糖皮质激素常见的各种不良反应,如感染、皮肤及软组织变化、水钠潴留、消化系统不良反应、骨质疏松使得其在临床实践的应用尤为谨慎。具有类似肾上腺皮质激素样作用的中药,副作用小、疗效良好,使用时可随证加用以巩固疗效,常见中药有黄芪、人参、冬虫夏草、肉桂、柴胡、知母、秦艽、防己等。

(五)免疫调节

IgA 肾病患者存在免疫功能异常,因此调节机体免疫水平以降低循环中免疫复合物水平是中医药施治的重要思路。现已得到证实并已投于临床应用的中药免疫抑制类药物有雷公藤及其制剂如雷公藤总苷片、雷公藤多苷片等;此外,现代研究证实的黄芪、淫羊藿等药物的免疫调节作用也引起了学者的关注。

(六)中西医综合征治疗,增效减毒保驾护航

IgA 肾病患者在使用激素或免疫抑制剂过程中,出现不同并发症或不适症状,中药汤剂根据辨证适时调整,减轻副作用的发生,提高患者依从性。如避免感染,同时目前部分中药成分具有提高自身免疫力、抗炎等作用,如参类、黄芪、白术、丹参等。如使用激素过

程,患者出现面部痤疮、口干口苦、舌红少津,出现耗气伤津之象,予以益气养阴生津之品减少患者不适症状。

第五节　肾病综合征

一　疾病概述

肾病综合征是以大量蛋白尿(>3.5 g/d)、低蛋白血症(血浆白蛋白<30 g/L)、明显水肿及高脂血症(血清胆固醇>6.5 mmol/L)为特征的临床综合征,容易合并感染、急性肾衰竭、深静脉血栓事件等并发症。如果原发于肾小球本身的称为原发性肾病综合征;继发于全身性疾病,如系统性红斑狼疮、过敏性紫癜、糖尿病、乙型肝炎、肝硬化、恶性肿瘤、淀粉样变性等,称为继发性肾病综合征。本病的治疗应尽量找出病因,排除继发性因素。肾病综合征一般均需通过肾活检明确其病理改变类型,为治疗方案的选择和预后的估计提供依据,治疗上多以利尿消肿、降脂、预防血栓、使用血管紧张素转换酶抑制剂(ACEI)或血管紧张素Ⅱ受体拮抗剂(ARB)等对症治疗,同时给予积极控制蛋白尿,常用激素或者联合免疫抑制剂、细胞毒药物治疗为主,本病病程绵长,复发率高,且并发症多,单纯西药治疗往往不能取得理想效果,尤其是一些难治性肾病综合征,临床治疗更感棘手。

中医学认为,本病属于中医学"水肿""虚劳"的范畴。该病以脾肾功能失调为重心,以阴阳气血不足尤其是阳气不足为病变之本,以水湿、湿热、瘀血阻滞为病变之标,表现为虚中夹实之证。疾病过程中易感外邪,也常因外感而加重病情。如病情迁延,正气愈虚,邪气愈盛,日久则可发生癃闭、肾衰竭等病。

二　经典医案

案1. 潘某,男,49岁,于2014年12月5日因"反复双下肢水肿浮肿4年余,再发2周"来诊。患者2010年5月出现双下肢浮肿,查24 h尿蛋白定量为3952 mg,在外院完善相关检查后诊断为原发性肾病综合征,经足量激素规范治疗后,肾病综合征逐渐缓解,2012年2月停用激素。此次就诊前的2周,因外感后再次出现双下肢浮肿,查尿常规显示尿蛋白++++,尿潜血++,血清白蛋白21 g/L,血肌酐58 umol/L,考虑肾病综合征复发,遂就诊于刘教授。症见神清,疲倦,时有腰酸痛,双下肢浮肿,纳差眠可,尿量可,尿中多泡沫,大便调,舌淡暗,苔薄白,脉沉细。体格检查:双下肢中度凹陷性浮肿,余无异常。西医诊断为"原发性肾病综合征",予以足量激素抑制免疫,其后根据病情规范减量,同时加强利尿、降脂、降压、补钙、护胃治疗。中医诊断为"水肿",辨证为脾肾两虚,水湿内停,治以补脾益肾,利水化湿,方选六味地黄丸加减。拟方如下:

山茱萸 15 g,熟地黄 15 g,山药 15 g,茯苓皮 15 g,白术 15 g,牡丹皮 10 g,玉米须 15 g,丹参 20 g,金樱子 15 g,芡实 15 g,薏苡仁 15 g,党参 15 g,黄芪 15 g,甘草 5 g。

二诊(2015 年 1 月):患者水肿减轻,腰酸、疲倦改善,自诉心烦,纳可眠差,多梦,小便可,大便干结,舌淡暗,苔薄黄,有裂纹,脉沉细数。体格检查:双下肢浮肿较前明显减轻。复查尿蛋白显示蛋白+++。中医辨证为脾肾两虚,阴虚火旺,治以补脾益肾、滋阴降火。方选知柏地黄丸加减,即上方去玉米须、薏苡仁、山茱萸,加黄柏、知母、旱莲草,改茯苓皮为茯神,同时加用夜交藤安神,熟地黄改为生地黄。拟方如下:

黄芪 15 g,生地黄 15 g,山药 15 g,茯神 15 g,白术 15 g,牡丹皮 10 g,知母 15 g,黄柏 15 g,金樱子 15 g,芡实 15 g,夜交藤 15 g,丹参 15 g,旱莲草 15 g,党参 15 g,甘草 5 g。

三诊(2015 年 3 月):患者精神可,双下肢浮肿消退,口干口苦,纳眠改善,二便可,舌暗红,少津,苔薄黄,脉细数。复查尿常规显示蛋白++。中医辨证为气阴两虚,治以补脾益肾,益气养阴,在上方基础上去黄柏、夜交藤,加有瓜石斛、沙参以增加益气养阴之功。拟方如下:

黄芪 15 g,生地黄 15 g,山药 15 g,茯神 15 g,白术 15 g,牡丹皮 10 g,知母 15 g,沙参 15 g,金樱子 15 g,芡实 15 g,石斛 15 g,丹参 15 g,旱莲草 15 g,党参 15 g,甘草 5 g。

上方随症加减 4 个月,即至 2015 年 7 月,患者复查尿蛋白阴性,激素规律减量。

四诊(2015 年 11 月):患者腰颈部酸重,腹胀嗳气,无口干口苦,纳眠可,大便稀烂,舌淡胖,苔薄微黄,脉沉细。中医辨证为脾肾气虚,治以补脾益肾,益气温阳,予以仙芪补肾汤加减。拟方如下:

山药 15 g,黄芪 30 g,桃仁 15 g,薏苡仁 20 g,菟丝子 15 g,芡实 20 g,茯苓 15 g,丹参 15 g,首乌藤 20 g,仙灵脾 15 g,海螵蛸 20 g,佛手 15 g,狗脊 15 g,甘草 5 g。

其后根据患者病情,在上方基础上加减维持治疗,随访至 2017 年 11 月,患者肾病综合征完全缓解,无复发。

案 2. 陶某,男,54 岁,因"反复眼睑、双下肢水肿 3 年余,再发 1 月"于 2017 年 6 月 20 日来诊。患者 2013 年因眼睑、双下肢水肿,查尿常规提示尿蛋白+++,肾穿刺活检病理提示微小病变型,诊断为"肾病综合征",给予醋酸泼尼松 60 mg/d 治疗,尿蛋白逐渐转阴,当醋酸泼尼松减为 10 mg/d 时肾病综合征复发,重新给予足量激素治疗,尿蛋白逐渐转阴。2017 年 5 月,醋酸泼尼松减为 20 mg/d 时患者再次出现双下肢水肿。2017 年 6 月来诊,患者尿蛋白++++,考虑激素依赖型肾病综合征,予加用他克莫司 1 mg 每日 2 次。症见精神疲倦,眼部充血,口干,咽干,无咳嗽咳痰,双下肢轻度水肿,大便溏腻,尿量可,夜尿 0~1 次,舌淡红有裂纹,苔薄黄,脉弦。刘教授接诊后,辩证为"脾肾气虚兼湿热",治以补脾益肾为主。拟方如下:

盐山萸肉 10 g,山药 15 g,茯苓 15 g,牡丹皮 10 g,黄芪 20 g,茵陈 15 g,菟丝子 15 g,菊花 15 g,炒薏苡仁 20 g,芡实 20 g,甘草 5 g,北沙参 15 g。

二诊(2017 年 7 月):患者无水肿,口干稍改善,无眼部充血,眠差,舌淡红,苔薄黄,脉细。复查尿常规显示蛋白+++。中药在原方基础上去菊花,茯苓改为茯神,并加用首乌藤。后患者维持中药治疗,随症加减,至 2017 年 9 月尿常规阴性,随访至 2018 年 4 月肾病综合征缓解无复发。

案 3. 陈某,男,28 岁,于 2015 年 3 月 9 日因"浮肿伴蛋白尿 2 周"初次来诊。初诊症见下肢轻度浮肿,纳可,眠差,易醒,小便多泡沫,夜尿 1~2 次,畏寒,大便调,舌暗红,苔薄白,脉沉细。查 24 h 尿蛋白定量为 3.8 g,血清白蛋白 21.5 g/L,总胆固醇 15.76 mmol/L,肌酐 69 umol/L。自身免疫抗体谱检查全阴性。诊断为"肾病综合征"。患者拒绝肾穿刺活检术,予以足量激素治疗。中医诊断为"水肿",辨证属"脾肾气虚",治以补肾涩精、健脾利水,予参芪地黄汤加减。拟方如下:

盐山萸肉 10 g,熟地黄 15 g,山药 15 g,茯苓皮 20 g,白芍 15 g,黄芪 20 g,菟丝子 15 g,党参 20 g,金樱子 15 g,芡实 20 g,牛膝 15 g,玉米须 10 g。

2015 年 5 月 8 日二诊:患者体位性头晕,腰部怕冷,无口干,尿量多,大便烂,舌暗红,苔薄白,脉沉细。两诊间多次查尿蛋白/尿肌酐比值依次递减为 7.11 g/g、5.02 g/g、3.95 g/g、1.98 g/g。拟方如下:

盐山萸肉 10 g,益智仁 15 g,山药 20 g,茯神 20 g,杜仲 15 g,黄芪 30 g,菟丝子 15 g,党参 20 g,金樱子 15 g,芡实 20 g,桑寄生 10 g,熟附子 15 g(先煎)。

三诊(2015 年 8 月 24 日):胸部散在皮疹,口干口苦,舌淡红,纳可眠差,舌淡红,苔薄白,脉弦。两诊间多次查尿蛋白/肌酐比值依次递减,分别为 4.17 g/g、2.09 g/g、1.34 g/g、0.57 g/g。激素规范减量。拟方如下:

盐山萸肉 10 g,山药 20 g,茯神 15 g,蒲公英 20 g,菟丝子 15 g,桑寄生 15 g,芡实 20 g,黄芪 30 g,地肤子 15 g,酸枣仁 15 g,首乌藤 20 g,甘草 5 g。

后患者维持中药治疗,随症加减,至 2015 年 9 月尿常规阴性,2016 年 5 月底停服激素,随访至 2017 年 5 月,肾病综合征完全缓解,无复发。

三　解读

案 1 患者外感后肾病综合征复发来诊,针对使用激素不同阶段,采用不同的辨证论治方法,起到增效减毒作用。

初诊时患者大量蛋白尿,双下肢浮肿,纳差眠可,舌淡暗,苔薄白,脉沉细。肾病综合征诊断明确,长期使用激素,自身免疫力下降,肺虚卫外不固,脾虚不能运化水谷、摄取精微,肾虚气化无力,三焦气化不利,水液不循常道导致水肿。接诊时,疲倦,时有腰酸痛,双下肢浮肿,辩证为脾肾两虚、水湿内停,因此刘旭生教授予补脾益肾为本,配合利水化湿治其标,方选六味地黄丸加减。予以黄芪、山药、白术、山茱萸、党参、薏苡仁等健脾益气,熟地黄、金樱子、芡实补肾固精,予以茯苓皮、玉米须利水、通调水道,久病必瘀,予丹参、牡丹皮化瘀,甘草调和诸药。

二诊时,患者已服用足量激素 1 个月,处于激素诱导缓解阶段,逐渐表现出心烦,多梦,大便干结,舌淡暗,苔薄黄,有裂纹,脉沉细数。刘旭生教授认为激素为阳刚之品,久用耗伤阴液,阴虚不能潜阳则生火热,故可见心烦、苔黄;阴虚火热,灼炼阴液阴血生化乏源,故出现阴虚火旺之象,故此阶段当以养阴清热为法,方选知柏地黄丸加减,在上方的基础上,予以知母、黄柏、旱莲草加强滋阴泻火之功,夜交藤养心安神,改茯苓皮为茯神,加强安神之力,改熟地黄为生地黄凉血养阴。

三诊时,患者病情稳定好转,逐渐减少激素剂量,随着激素逐渐减量,患者表现出口干口苦,舌暗红,少津,苔薄黄,脉细数等气阴两虚之象,治以补脾益肾,益气养阴,在上方基础上去黄柏、夜交藤,加有瓜石斛、沙参以增加益气养阴之功。

此方加减服用约 4 个月后,尿蛋白转阴,至 2015 年 11 月第四诊时,此时处于在激素维持阶段,患者表现为腰颈部酸重,腹胀嗳气,大便稀烂,舌淡胖,苔薄微黄,脉沉细等脾肾阳虚之象,治以补脾益肾,益气温阳。予仙芪补肾汤加减,予仙灵脾、山药、黄芪、菟丝子、芡实、茯苓、狗脊、首乌藤补脾益肾,同时予桃仁、丹参活血化瘀,薏苡仁化湿,海螵蛸制酸以护胃,佛手理气使补而不滞,甘草调和诸药。

案 2 患者为激素依赖型肾病综合征,病理类型为微小病变型,予以激素联合他克莫司治疗。

接诊后,刘旭生教授认为患者疲倦,蛋白尿,乃脾虚不能固摄精微,肾虚气化无力所致,患者眼部充血,舌淡红有裂纹,口干,咽干为湿热之邪阻滞,致咽失濡养所致,大便溏腻为脾虚失于运化,故辨证为"脾肾气虚兼湿热",治以补脾益肾为主,方中盐山萸肉、山药、黄芪、菟丝子补益脾肾,患者舌淡红有裂纹,苔薄黄且自觉口干,咽干不适,予北沙参养阴清肺,治阴伤咽干、口渴,患者双下肢轻度浮肿,予炒薏苡仁、茯苓利水消肿兼健脾去湿,眼部充血,予菊花平肝明目,同时予牡丹皮清热凉血、茵陈清热利湿。2017 年 7 月二诊时,患者尿蛋白减少,激素逐渐减量,患者无水肿,口干稍改善,无眼部充血,去菊花,自述眠差,茯苓改为茯神 20 g,并加用首乌藤养心安神。

案 3 初诊时患者下肢轻度浮肿,纳可,眠差,易醒,小便多泡沫,夜尿 1~2 次,畏寒,大便调。辨证属"脾肾气虚",治以补肾涩精,健脾利水,予以盐山萸肉、熟地黄、菟丝子、金樱子、芡实、牛膝补肾涩精,予以茯苓皮、白芍、黄芪、山药、党参健脾益气,予以玉米须利水。

二诊时,患者体位性头晕,腰部怕冷,辨证属"脾肾阳虚",治以补肾涩精,健脾温阳,中药去熟地黄、白芍、牛膝、玉米须,加黄芪、山药加量,加益智仁、杜仲、熟附子、桂枝、桑寄生增加补肾温阳力度,茯苓皮改茯神以安神。

三诊时,患者胸部散在皮疹,口干口苦,舌淡红,苔薄白,脉弦,眠差,上方基础上去熟地黄、白芍、牛膝、玉米须,加蒲公英清热,桑寄生补肝肾,地肤子祛风止痒,加酸枣仁、首乌藤安神。

回顾上述 3 个病案均为肾病综合征,临床以水肿合并大量蛋白尿为主要表现,刘旭生教授认为,"蛋白"可理解为中医的精微物质,若患者大量尿蛋白,血浆白蛋白低下,则考虑为脾肾之气严重亏虚,固摄乏力,精微不固,从尿中遗漏所致;脾肾之气亏虚,则通调水道,运化水湿之力下降,故水湿留滞发为水肿,因此治疗上当加强补肾益气健脾,从而固摄精微,减少蛋白尿,以祛除水湿、血瘀、湿热等内外之邪。针对不同的激素使用阶段,采用不同的辨证论治方法,可以起到改善临床症状,增强西医疗效及减轻并发症的效果。

四 经验介绍

肾病综合征属于中医学"水肿"的范畴。刘旭生教授对肾病综合征的治疗积累了丰富的临床经验,主要有以下几点。

一、补脾益肾,扶正固本

水肿的基本病机虽为肺失通调,脾失转输,肾失开阖,三焦气化不利,水液潴留。但水为至阴,其本在肾;水为畏土,其制在脾。故而刘教授认为脾肾尤为重要。治疗上,基于其临床脾肾亏虚,精微不固之表现,故以温补肾脏,益气健脾是为常法。一如《医宗必读》言:"苟涉虚者,温补脾肾,渐次康复。"

二、辨病性及病位

刘旭生教授在治疗肾病综合征中,必当详细定性、定位,结合辨病,仔细辨证。疾病定性上,本病虚实寒热皆有之,表现为虚象者常见气虚、阳虚,使用激素者同时可表现为阴虚;表现为实象者常见风水、湿热、瘀阻;表现为寒象者多见于风寒、寒湿;表现为热象者多见于风湿、湿热、热瘀。故患者初诊,必当以八纲辨证,明确阴阳表里寒热虚实之性质,才不致失治误治,反加重病情。在患者"病性"明确后,刘旭生教授认为下一步需定"病位",此时通常采用脏腑辨证法,正如《景岳全书》:"凡水肿等证,乃肺脾肾三脏相干之病,盖水为至阴,故其本在肾;水化于气,故其标在肺;水惟畏土,故其制在脾。"因此,临床上,治疗水肿之症,当以肺、脾、肾三脏定位,准确用药。

三、中西结合,减毒增效

在原发性肾病综合征的防治中,刘旭生教授认为中西医治疗各有缺点。中医药可以缓解临床症状,增强体质,调节免疫,但对于抑制局部炎症反应效果欠佳;而西医运用激素、免疫抑制剂对减轻肾脏免疫炎症损伤有确切的疗效,但长期、大量使用激素、免疫抑制剂及细胞毒药物减弱了机体免疫力,容易诱发感染或是机体潜在病灶扩散,是本病复发及加重的重要因素。刘旭生教授通过中西医取长补短,达到减毒增效的作用。

在临床用药上,刘旭生教授认为中西医结合治疗肾病综合征方能取得最好的疗效,而中药介入的最佳时机和主要作用如下:对激素敏感型的年轻患者,应以西药(激素或/及细胞毒药)为主,此时应用中医中药的主要目的在于减轻激素及细胞毒药物的副反应,保证激素、细胞毒药物的治疗疗程顺利完成。在激素撤减阶段,如患者病情反复发作,则应加强中药治疗,减轻激素副反应的同时,减少对激素的依赖性,并逐渐上升为主要治疗手段。使用激素无效的患者,则应以中药治疗为主。具体用药上,刘旭生教授认为,随着激素剂量"首剂量,减量,维持量,停用"的变化,机体会相应出现"阴虚火旺,气阴两虚,阳虚,阴阳两虚"的改变,故当根据激素的使用剂量及时调整辨证用药。在初期大剂量激素治疗阶段,机体以阴虚火旺为主,治用熟地黄滋阴以养血,石韦、土茯苓清热祛湿。尔后激素逐渐减量阶段,当温肾助阳、去浊分清,方选金匮肾气丸、真武汤加减;在激素停止阶段以阴阳两虚为主,此时为防止复发,当治以阴阳并补,方选参芪地黄汤、地黄饮子加减。

第六节　狼疮性肾炎

一　疾病概述

狼疮性肾炎(lupus nephritis)是自身免疫疾病系统性红斑狼疮(systemic lupus erythematosus,SLE)所引起的免疫复合物性的肾脏损害。根据国内多项大型流行病学调查,系统性红斑狼疮的发病率为 30.13/10 万~70.41/10 万,育龄期女性的发病率明显高于男性,约 50% 以上的系统性红斑狼疮有肾脏受累,是国内最常见的继发性肾小球疾病和终末期肾脏病的主要原因。系统性红斑狼疮、狼疮性肾炎的发病机制目前尚未完全阐明,目前共识为遗传因素、环境因素及体内激素水平的共同作用下导致产生大量自身抗体等免疫功能异常表现。该病的临床表现多样,狼疮性肾炎可与系统性红斑狼疮其他临床表现同时出现,如发热、贫血、浆膜炎、血小板减少、神经系统异常等,也可首先单独累及肾脏,如无症状血尿和(或)蛋白尿、肾病综合征,伴有肾功能损害的急进性肾炎均可能出现。肾穿刺活检及病理分型是诊断、评估病变活动度及治疗预后的重要预测因素。根据2003年国际肾脏病学会及肾脏病理学会修订的狼疮性肾炎病理组织学分型,可分为6种病理类型:Ⅰ型(轻微系膜型)、Ⅱ型(系膜增生型)、Ⅲ型(局灶型)、Ⅳ型(弥漫型)、Ⅴ型(膜型)、Ⅵ型(硬化型)。治疗上,狼疮性肾炎的治疗主要包括免疫抑制治疗和并发症的支持治疗,而其中免疫抑制治疗主要分为诱导缓解阶段及长期维持阶段,根据不同的病理类型,选择的免疫抑制方案也不相同,Ⅰ型、Ⅱ型狼疮性肾炎由于其肾脏病变累及程度较低,预后良好,通常以支持治疗为主。Ⅲ型、Ⅳ型、Ⅴ型需要根据病变活动度选择免疫抑制方案,主要包括糖皮质激素联合各种细胞毒药物或其他免疫抑制剂,如环磷酰胺、硫唑嘌呤、霉酚酸酯等。狼疮性肾炎的免疫抑制治疗往往也不可避免地带来治疗副作用,如生理性免疫功能紊乱、感染及肿瘤发生的风险提高等。

中医学古籍中并无狼疮性肾炎、系统性红斑狼疮等病名,未对其进行确切的记载和专门的论述。但古籍中有散在的症状论述可供参考,《金匮要略·百合狐惑阴阳毒病脉证治》中,"阳毒之为病,面赤斑斑如锦纹;阴毒之为病,面目青,身痛如被杖,咽喉痛",《诸病源候论》:"肿之生也,皆因风邪寒热,毒气客于经络,使血涩不通,癖结而肿也。"根据狼疮性肾炎的皮肤红斑、水肿、关节疼痛等临床表现,当属历代中医学古籍中"阴阳毒、红蝴蝶疮、丹疹、痹证、水肿、虚劳"等概念。病因病机方面,目前对狼疮性肾炎的主流认识为内外合邪致病,内因多为先天禀赋不足、素体虚弱和肝肾两虚,尤以阴虚为主;外因多与感受邪毒有关,邪毒以热毒为主,而劳累过度、外感六淫、阳光曝晒及七情内伤均为该病的诱因,内外热毒相合,蕴聚于脏腑经络,发于外则为皮肤红斑、关节疼痛,损于内则脏腑受损。肾精亏虚乃发病之根本,外感邪毒是致病之重要诱因,湿热、痰浊、瘀血为病情演变之关键,而水湿、湿浊为病变进展之危象。刘旭生教授认为,狼疮性肾炎需要在疾病发展的不同阶段,针对虚、毒、热、瘀四者可相互为病,临床上或虚实错杂、或寒热错杂、或本虚标实,而本证标证在不同疾病阶段也有不同治疗侧重。尤其随着病情进展及免疫抑制药物的使用会加重阴液亏虚,正气损伤,最终导致气阴两虚、阴损及阳。故在辨证论治的过程中需要抓住脾肾亏虚为本,湿、热、瘀、毒为标的原则。

二 经典医案

案1. 麦某,女,40岁,2015年4月28日因"发现蛋白尿半年余,泡沫尿5天"门诊就诊,既往系统性红斑狼疮病史10年,2014年11月因发热于广东省中医院皮肤科住院,住院期间完善相关检查,尿常规显示尿潜血+++,尿蛋白++++,后转至肾内科专科治疗,诊断为

"狼疮性肾炎",未行肾穿刺活检术,住院期间给予甲泼尼龙冲击(0.5 g/d,3 d)等免疫抑制治疗,出院后维持足量激素及吗替麦考酚酯免疫抑制,2015 年 3 月 4 日复查尿常规显示尿蛋白+,考虑狼疮活动控制遂予以下调免疫抑制方案。门诊复查尿常规显示尿潜血++,尿蛋白+++,就诊时免疫抑制方案为甲泼尼龙 24 mg/d,吗替麦考酚酯 0.75 g/次,每日 2 次。

初诊:患者诉疲倦、头晕、咳嗽,无明显咯痰,腰背酸胀,心烦,纳可,眠一般,舌暗红,苔薄黄,脉沉。

接诊后刘旭生教授了解患者病史后考虑中医诊断为尿浊、阴阳毒,辨证为脾肾气虚,湿热瘀阻,遂予六味地黄汤加减。拟方如下:

牡丹皮 15 g,山药 20 g,茯神 20 g,生地黄 15 g,山萸肉 15 g,白芍 15 g,知母 15 g,郁金 15 g,蒲公英 20 g,桑寄生 15 g,甘草粒 5 g。

二诊(2015 年 5 月 5 日):复查尿常规显示尿蛋白+,尿潜血阴性,尿蛋白肌酐比 1.13 g/g。症状方面,患者反复咳嗽、腰背酸痛、心烦等改善,仍有少许干咳,出现了汗多、眠差、口干口苦、手颤、视物模糊,无夜尿,便调,舌红,苔薄黄,脉沉。2015 年 5 月激素用量下调为 20 mg/d,吗替麦考酚酯用量改为 0.5 g/次,每日 2 次,中药汤剂调整方案如下,余治疗同前。

牡丹皮 15 g,山药 20 g,茯神 20 g,生地黄 15 g,山萸肉 15 g,白芍 15 g,郁金 15 g,钩藤 10 g,茵陈 15 g,甘草粒 5 g,杜仲 15 g,女贞子 15 g,桔梗 10 g,石斛 15 g。

三诊(2015 年 7 月 27 日):复查尿常规显示尿蛋白、尿潜血阴性,完善尿蛋白肌酐比 0.57 g/g。患者诉 6~7 月后定期门诊复诊尿常规显示尿蛋白均为阴性。症状方面,咳嗽、腰背酸胀、纳眠等不适均改善,免疫抑制剂用量也逐渐下调,2015 年 7 月激素下调为 16 mg/d,2015 年 8 月激素 12 mg/d,吗替麦考酚酯用量改为 0.5 g/次,每日 1 次。此后守上方调理,继续予以激素规律减量,随访至 2017 年 6 月未见复发。

案 2.梁某,女,33 岁,2009 年 5 月 5 日因"脱发、月经提前 1 年余"于门诊就诊。既往于外院发现颜面红斑、蛋白尿等诊断为系统性红斑狼疮、狼疮性肾炎,平素维持来氟米特 20 mg/d,泼尼松龙 15 mg/d 免疫抑制治疗,经治疗后尿蛋白可转阴性、颜面红斑等症状改善,2009 年 3 月复查自身免疫抗体谱检查未见明显异常,尿常规显示尿蛋白阴性,24 h 尿蛋白定量为 1.303 g。

初诊症见脱发明显,双下肢轻度浮肿,晨起口干口苦,心烦易怒,双上肢散在皮肤瘀斑,纳可眠差,大便每日 1~2 行,夜尿 1 次,月经先期,14 日一潮,量少,色暗红,月经期约 7 日,舌淡暗,有齿印,苔黄腻,脉细。

接诊后,根据既往检验检查结果,西医诊断为系统性红斑狼疮、狼疮性肾炎。中医诊断为阴阳毒,辨证为肝肾阴虚,瘀热互结,治以健脾补肾,滋阴清热,活血化瘀。拟方如下:

杜仲 15 g,丹参 20 g,枸杞子 15 g,益智仁 10 g,夜交藤 15 g,桃仁 15 g,菟丝子 15 g,茯神 10 g,熟地黄 20 g,女贞子 15 g,大黄 5 g,山萸肉 10 g,益母草 15 g,山药 20 g。

二诊(2009年11月17日)：患者精神良好,诉脱发较前好转,皮下瘀斑明显减少,仍有晨起口干口苦,纳可,眠一般,心烦多梦,大便每日1行,成形,夜尿1次,舌淡暗,有齿印,苔薄白,脉弦细。月经方面,患者诉月经仍有先期,目前月经周期约为20日一潮,月经量较前增多,色偏暗,少许血块。辅助检查：复查尿常规显示尿蛋白+。刘旭生教授考虑,患者目前仍维持狼疮免疫抑制药物治疗,脱发、月经紊乱等与免疫抑制剂及激素应用相关。辨证方面,患者诉脱发、皮下瘀斑等较前改善,考虑血虚、血瘀等兼证改善,月经方面,月经量较前增多,周期较前增长,汤药方面需要进一步加强健脾补肾、滋阴清热、活血化瘀,在原方基础上合以二至丸加强滋阴补肾,佐以赤芍、郁金健脾疏肝、凉血化瘀之药。拟方如下：

杜仲15g,丹参20g,枸杞子15g,赤芍15g,夜交藤15g,桃仁15g,菟丝子15g,茯神10g,熟地20g,女贞子15g,大黄5g,山萸肉10g,益母草15g,旱莲草15g,山药20g。

三诊(2010年3月2日)：患者双下肢无明显浮肿,颜面无红斑,肢体无明显瘀斑瘀点,脱发较前明显改善,少许口干口苦,月经27日一潮,量可,色红,无明显血块,纳眠可,二便调,余无不适,舌淡,苔薄白,齿印较前减少,脉弦。复查尿常规显示尿蛋白未见异常。守方续服,后定期门诊就诊,维持激素及来氟米特免疫抑制,结合中药汤剂治疗,尿蛋白维持在-~±之间,月经周期回归正常。

三　解读

案1患者以发现尿蛋白为主诉就诊。既往患者系统性红斑狼疮病史,辅助检查提示以狼疮肾损害为主,已接受狼疮肾炎规范的诱导、维持免疫抑制治疗,在激素减量的过程中再次出现反复蛋白尿。接诊时,症见疲倦、头晕、腰背酸胀,舌暗红,苔薄黄,脉沉,结合病史及病程,刘旭生教授考虑患者脾肾本虚,后天不能养先天之本,精微失固摄,故见尿蛋白,考虑气阴两虚,加之患者长期接受激素治疗,耗伤阴液,相火妄动,故见舌红、苔黄、心烦等阴虚火旺之象。治疗原则需要考虑补益脾肾,滋阴清热,益气养阴。刘旭生教授遂予六味地黄汤加减辨证施治。六味地黄汤创自钱仲阳的《小儿药证直决》,方中以六味药分别"三补""三泻"为组方思想,山萸肉、熟地黄、山药滋补肝肾之阴,泽泻、丹皮、茯苓渗湿利水,凉血化瘀,三补为治本,三泻为治标,三补配合三泻达到补而不滞,泻而不伤阴。选生地黄清热滋阴,山药健脾补虚,固摄精微,山萸肉秘涩精气,方中加用白芍、甘草酸甘化阴,桑寄生补肾,君臣相伍共奏补后天而养先天之效。患者气阴两虚,相火妄动,佐以牡丹皮、知母清泻虚火,去泽泻防伤阴,为防方中补药滋腻恋邪,加以郁金行气解郁。

患者二诊时复查尿常规显示尿蛋白较前改善,但口干口苦、汗多、眠差等相火妄动兼证仍存,继续在原方基础上加用石斛、女贞子、杜仲加强益气养阴、补益脾肾的治本之功,加以桔梗、茵陈等利咽清热,尝试给予激素用量下调。三诊时患者尿蛋白情况转阴,在汤药支持下患者激素及免疫抑制剂继续下调,完成激素及免疫抑制治疗后,病情随访稳定,红斑狼疮再无复发活动。

案2 患者狼疮性肾炎诊断明确,在维持免疫抑制治疗方案中狼疮活动病情控制良好,但是由于长期使用激素及来氟米特,产生月经紊乱、脱发等副反应。接诊时,患者双下肢轻度浮肿、苔腻、脉细、尿蛋白,为脾肾气虚所致精微失摄,气化无力则生水肿。患者病程已久,精微下泄,阴分受损,且长期使用激素及免疫抑制剂耗伤阴液,阴虚不能潜阳则生火热,故可见心烦、苔黄;阴虚火热,灼炼阴液阴血生化乏源,不能养肝藏血,毛发不得濡养,则见月经先期,月经量少,夹血块,皮肤瘀斑,脱发。刘旭生教授遂考虑气阴两虚,瘀热互结,治以补脾益肾,滋阴清热清血为法,方中熟地黄、山萸肉、女贞子、枸杞子、益智仁滋补肝肾,充填血海,山药、茯神健脾益气,丹参、桃仁、大黄化瘀通络,去菀陈莝。益母草为妇科之要药,佐以活血调经。

患者二诊时,月经量及周期情况改善,皮下瘀斑、脱发均改善,尿液检查仍显示尿蛋白。考虑在上方滋补肝肾,滋养阴血,活血调经后,血虚血瘀得以改善,考虑气阴充足则虚火自降,遂合二至丸加强滋阴之力。在后续随访中,即使维持汤剂治疗和免疫抑制治疗方案下激素及细胞毒药物的副反应大大地改善。

四 经验介绍

根据丰富的狼疮性肾炎诊治经验,刘旭生教授强调中西医并重的治疗方案。西医治疗方面,在狼疮性肾炎活动期内需要尽可能完善肾穿刺活检明确病理类型,以便激素、细胞毒药物及其他免疫抑制的方案制定和使用,保证确切的疗效和保护肾脏功能,尤其针对激素的使用,更是要把握"用量要足,疗程要长,减量要缓"的用药原则。在免疫抑制治疗下,往往伴随的是生理性免疫功能紊乱、感染、性腺抑制的副反应,这些毒副作用可能造成患者的生活质量下降甚至出现危及生命的并发症,为了提高临床诊治疗效,中医药治疗与西医专科治疗均有重要的意义,中医药在狼疮性肾炎的应用应从以下几点进行切入。

(一) 辨病脏及病性

刘旭生教授认为狼疮性肾炎的论治应从脾、肾两脏入手。脾气及肾阴亏虚是该病的基本特点,脾肾本虚所带来的蛋白尿及水肿等常见症状亦是疾病的加重因素。从上文两则医案及临床诊治中可见,狼疮性肾炎的疾病发展规律往往都是脾肾气虚为始动因素,逐渐发展为气阴两虚,阴虚火旺,阴损及阳,更有甚者发展至脾肾阳虚、阴阳两虚等。本病虚实在于本虚乃肝、脾、肾之气阴不足,标实为湿、热、瘀、毒。脾肾两虚所致气化、运化等生理功能的异常进一步加重湿热瘀毒等标证,而标证作为病理产物又再次导致本虚更虚的恶性循环。狼疮性肾炎的治疗周期较长,不同的疾病病程其虚实之侧重也需要在患者的诊治中进行甄别。本证的治疗上,刘旭生教授常以六味地黄汤、参芪地黄汤、仙芪地黄汤等加减健脾补肾,滋补肾阴,尤其是黄芪及地黄的应用。《医学启源》曰“生地可凉血补血,补肾水真阴不足”;《本经逢原》曰生地黄“内专凉血滋阴,外润皮肤荣泽,患者虚而有热者宜加用之”。结合现代药理研究提示生地黄具有类激素样作用的抗炎作用,而黄芪更有双向免疫调节、降蛋白尿等作用。两者合用可提高低下的细胞免疫,拮抗异常的体液免疫,降低免疫球蛋白和体内自身抗体滴度,故为狼疮性肾炎治疗之要药。

(二)分病程阶段论治

刘旭生教授认为,中医药治疗也需根据疾病的病程发展做出相应的调整。狼疮发病初期病势急骤的特点,以关节疼痛、颜面红斑等肾脏外病变为主发病,也可以水肿、尿少、肾脏损害发病为主发病,归结中医病机则考虑风水相搏、热毒瘀阻的特点。急性期应该积极根据狼疮性肾炎临床实践指南[包括美国风湿病学会(ACR)指南、KDIGO狼疮性肾炎指南]及病理结果尽快制定免疫抑制治疗方案,中医药则需攻风、热、瘀、毒、湿之邪,方药可选忍冬藤、防风祛风宣散,知母、赤芍、丹皮清热凉血化瘀,薏苡仁、布渣叶、茯苓皮利水渗湿等,选择方药时也需注意避免苦寒太过损伤脾肾之正气。

病情缓解阶段,由于病情迁延,邪正相蒸,气阴耗损,同时长时间应用激素及免疫抑制剂等药物造成心烦、脱发、潮热、痤疮、月经紊乱等火热毒邪,致使肾水亏虚,相火不降,故临证时治以滋补肝肾之阴,健运脾肾之气,结合“开鬼门、洁净府、去菀陈莝”之清热泄浊,活血化瘀为大法。方药上需重用黄芪、地黄滋补脾肾,杜仲、菟丝子温补脾肾阳气,黄精、二至丸滋补肾阴,芡实、金樱子、益智仁等固涩精气。刘旭生教授强调在病情缓解阶段也需注意患者一身气机的调畅,临床上观察许多狼疮性肾炎患者往往因为心理负担,长期服用药物致使抑郁、嗳气等肝气郁结之象。尤其是对于女性患者,肝气郁结往往带来气滞血瘀、肝胃不和、瘀阻胞宫等症状。因此刘旭生教授也常用合欢皮、郁金等活血行气解郁,益母草、红花、桃仁活血化瘀等。

(三)详辨药毒

狼疮性肾炎的西医治疗方案为糖皮质激素及细胞毒药物所组成的免疫抑制治疗方案。狼疮的免疫抑制治疗方案特点为剂量大、多周期、疗程长,且有代谢系统紊乱、继发性感染等毒副作用,因此诸多医家已提出“药毒”是贯穿此病病程的。医案中提及的脱发、月经紊乱等在临床诊治中非常常见。针对免疫抑制方案,狼疮性肾炎的中西医结合治疗是有协同作用的,有医家提出“药源性证型”转换概念,即激素及细胞毒药物可导致中医证型改变。因此,临床上需对相应毒副作用进行辨证施治,从而达到“减毒增效”的作用。在案1中,狼疮性肾炎虽然在维持激素下出现复发,但中医药介入后激素用量并无加量,同时其蛋白尿等狼疮损害病情可得到控制。而案 2 中,来氟米特、糖皮质激素具有影响性腺、脱发等副反应。刘旭生教授喜用赤芍、郁金、丹皮等养血、调肝、凉血。经过健脾补肾,滋阴清热,活血化瘀等治疗大法后,患者月经周期及脱发等症状回归正常。

第七节　过敏性紫癜性肾炎

一　疾病概述

过敏性紫癜(Henoch-Schonlein purpura, HSP)是一种自限性疾病,其基本病变是弥漫性小血管炎伴有免疫球蛋白(IgA)免疫复合物沉积在皮肤、关节、肾脏、胃肠道等所致损害的多系统疾病。而过敏性紫癜性肾炎(HSPN)是指 HSP 中 IgA 或 IgG 免疫复合物沉积在肾脏组织而导致的肾脏损害。国内报道 HSPN 在 HSP 中发生率为 30%～50%,国外报道为 40%～50%,占儿童泌尿系统疾病 8%,仅次于急性肾炎。HSPN 在儿童中多见,年发病率为 $(3.5\pm 1.2)/10$ 万,在成年人中亦可发病。HSPN 临床表现多样,主要以紫癜、血尿、蛋白尿为主,极少部分出现血尿,但不明显。HSPN 的诊断依靠临床症状与病理改变。治疗以免疫抑制剂、血管紧张素转换酶抑制剂、血管紧张素受体拮抗剂、激素等药物综合治疗为主。

根据本病临床表现,属于中医学"尿血""斑疹""肌衄"等的范畴。中医学认为本病或由于六淫之邪外侵;或服食异物、秉体不受;或药物过敏,致使热毒乘虚而入,血络被扰,血不循经,溢渗脉外,外溢肌肤则为紫癜,内侵肾脏,损伤肾络,迫血妄行则尿血。若邪热滞留,病情持续发展则气血亏耗,瘀浊内停,后期可成肾衰竭。但本病发病与否取决于正气之盛衰,若先天禀赋不足,脏腑亏虚,血热内蕴,加之外感天时不正之气,极易导致本病发生。

二　经典医案

李某,女,41 岁,2014 年 10 月 14 日因"皮下瘀血 5 年"初诊。2009 年 12 月患者于外院就诊并确诊为过敏性紫癜性肾炎,经治疗后症状好转。2014 年症状再次加重,故前来刘旭生教授门诊就诊。

初诊:精神疲倦,全身散在皮下瘀血,腰酸,左踝内侧疼痛,纳眠可,夜尿 1 次,小便夹泡沫,大便每日 2～3 次,舌淡红,苔薄黄,脉细。

辅助检查：2014年10月14日查尿常规显示尿蛋白++++，尿潜血+++。

刘旭生教授认为，综合患者四诊资料，明确诊断为过敏性紫癜性肾炎。此病中医诊断为"尿血"，患者目前有全身散在皮下瘀血，腰酸不适，夜尿1次，小便夹泡沫，大便每2~3次，舌淡红，苔薄黄，脉细，四诊合参，辨证为脾肾气虚，湿热瘀阻，治以补脾益肾，清热祛湿为法，予以六味地黄汤加减。拟方如下：

山萸肉15g，熟地黄15g，山药15g，茯苓15g，牡丹皮10g，知母10g，黄柏10g，藿香15g，薏苡仁20g，菟丝子15g，紫苏叶10g，莲须15g。

2014年10月28日二诊时，查尿常规显示尿白细胞酯酶+，尿潜血+++，尿蛋白+++。肾功能显示血肌酐60umol/L，患者诉精神疲倦改善，腰酸缓解，小便泡沫减少，余症同前，舌淡红，苔黄腻，脉弦细。中药在原方基础上去藿香、莲须，改熟地黄为生地黄，加绵茵陈增强清热祛湿之效，加紫草以清热活血化瘀。拟方如下：

山萸肉10g，生地黄15g，山药15g，茯苓15g，牡丹皮10g，知母15g，黄柏10g，绵茵陈15g，薏苡仁20g，菟丝子15g，紫苏叶10g，紫草15g。

2014年11月11日三诊时，患者诸症改善，大便每日2~3次，质稍稀。舌淡红，苔黄微腻，脉弦细。中药在上方基础上去生地黄、紫苏叶，加金樱子、芡实以补肾摄精。拟方如下：

山萸肉10g，山药15g，茯苓15g，牡丹皮10g，知母15g，黄柏10g，绵茵陈15g，薏苡仁20g，菟丝子15g，紫草15g，金樱子15g，芡实15g。

后患者随访1年余，患者病情相对稳定。

三 解读

结合本病的中西医病理，刘旭生教授认为患者久居岭南，湿热侵害，病势渐变，不易察觉，久稽不愈，量变终成质变，由肌肤而至脾肾，由邪实至虚实错杂。湿热外邪蕴结中焦，脾气虚弱则导致脾运失调可见大便次数多，质稀；肾主水，藏精生髓，湿热累及下焦则肾虚固摄无权，封藏失职，可见疲倦乏力，腰膝酸软，小便夹泡沫等症状；脾肾气虚，湿热阻滞，气机不畅，血脉运行受阻，瘀血内生，见皮下散在瘀斑；舌淡红，苔薄黄，脉细提示湿热邪势不盛，正气亏损不甚，故以六位地黄汤为基础方，加以清热祛湿、活血化瘀、补脾益肾的中药以调养脾肾。

六味地黄汤为北宋名医钱仲阳的名方，始创于《小儿药证直诀》，具有滋阴补肾的功效，刘旭生教授常用其来治疗紫癜性肾炎的患者。六味地黄汤组方严谨合理，方中熟地黄滋阴补肾，填精益髓而生血，但考虑此病与湿热相关，刘旭生教授后将熟地改为生地黄以滋阴凉血；山茱萸补肾养肝，收敛精气；山药健脾补肺兼固精缩尿，此为"三补"用以治本。泽泻利水通淋泻肾火，因患者未见尿急、尿痛等症状，刘旭生教授将泽泻改为薏苡仁以利水祛湿,丹皮凉血化瘀清肝火,茯苓健脾和中渗脾湿,此为"三泻"用以治标。辅以知母、黄柏以清热解毒,绵茵陈以清热祛湿,菟丝子、金樱子、芡实以补脾益肾,紫草活血化瘀,上述诸药合用,共奏健脾补肾、祛湿活血之功。以补脾益肾为主,且注重阴中求阳,阴阳双补;同时调补脾、肾二脏;且扶正同时兼顾祛邪,故临床应用效佳。

四　经验介绍

过敏性紫癜性肾炎是临床上常见的和多发的继发性肾小球疾病。其病因可概括为"风、湿、热、毒、瘀、虚"五方面,其中瘀血是本病病因中的一个重要因素,并贯穿于疾病的始终,影响其发生、发展。本病病位在"肺、肝、脾、肾",尤与"肺、脾、肾"三脏密切相关,正所谓"其标在肺,其制在脾,其本在肾"。治疗上发病初期以疏风清热,解毒祛湿,凉血止血为主要治法;后期则以益气养阴,止血化瘀,滋补脾肾为主。

因为过敏性紫癜肾炎临床表现轻重不一,大部分患者表现为镜下血尿、轻微蛋白尿及一过性尿液检查异常,肾功能多无损害,肾穿刺活检仅见轻度系膜增生可局灶增殖改变,此类患者刘旭生教授主张可用纯中医治疗。但在起病时表现为急性肾炎综合征的患者、持续性肾病综合征的患者、急进性肾炎综合征的患者及年龄较大的患者,预后多不佳,因此对此类患者宜加用激素和环磷酰胺治疗,防治本病向肾衰竭发展。

刘旭生教授认为过敏性紫癜性肾炎的治疗不应该仅局限于药物治疗,在平时生活中也要注意注意防寒保暖,预防感冒,平素积极锻炼身体,增强体质,提高抗病能力,以御外邪侵入;避免接触过敏物质,如花粉等;停用可能致敏的食物,如鱼、虾、牛乳等;停用可能致敏的药物,如解热镇痛剂、奎宁、疫苗等;发病期间应卧床休息,避免烦劳过度。

从临床疗效来看,中医药治疗紫癜性肾炎优势显著且复发率低,很大程度上规避了单一使用激素或免疫抑制剂的毒副作用,具有很大的潜力。

第八节　干燥综合征性肾炎

一　疾病概述

原发性干燥综合征是一种以侵犯外分泌腺(泪腺、唾液腺等)为主的慢性自身免疫病,同时累及多个内脏器官,肾脏亦可受累,引起干燥综合征性肾炎,其中肾小管酸中毒最为常见。干燥综合征性肾炎主要的病理特征为间质性肾炎,临床表现为远端、少数为近端肾小管酸中毒或其他肾小管功能障碍,或者表现为肾小球损害或间质性肾炎与肾小球损害同时存在。若发生间质性肾炎时,临床主要表现为肾小管酸中毒和尿浓缩功能减退,少数表现为 Fanconi 综合征、肾功能不全。65%~75%患者表现有肾小管酸中毒,其中绝大部分为远端(Ⅰ型)、少数为近端(Ⅱ型)或伴 Fanconi 综合征。75%肾小管酸中毒往往与干燥综合征同时确诊,少部分患者可先有远端肾小管酸中毒,数年后才出现干燥综合征的其他临床表现。由于远端肾小管浓缩功能减退导致的夜尿增多(68%),是干燥综合征性肾炎最常见的症状之一。部分患者可仅有尿浓缩功能减退,少数可出现多尿或肾性尿崩。远端肾小管酸中毒造成尿中枸橼酸钠浓度下降、钙浓度增加,导致肾钙化和肾结石,可引起肾绞痛及高钙尿。干燥综合征性肾炎常很隐匿,临床症状不突出,约 4.2%有明显肾脏损害的临床表现,但采用敏感的检查方法,如禁水试验检测尿渗透压和酸负荷试验等,1/3以上患者有肾小管功能损害。肾穿刺活检发现间质性肾炎的比例更高。因此,干燥综合征患者应强调肾小管功能的检查或肾穿刺活检,临床上出现远端肾小管酸中毒、低钾血症或慢性间质性肾炎,均应排除干燥综合征。目前治疗上主要以纠正酸中毒、补钾等对症处理。另外,使用糖皮质激素加免疫抑制剂治疗可有效改善肾功能,缓解病情。

中医古籍中没有与本病相应的病名,但有类似症状的描述。首先是燥邪致病,如《素问·阴阳应象大论》云:"燥胜则干"。其次是阴虚致病,《素问·气交变大论》云:"岁金太过,燥气流行,肝木受邪,民病两胁下少腹痛,目赤痛,耳无所闻。肃杀而甚,则体重烦冤,胸痛引背,两胁满,且痛引少腹"。以上症状也与阴虚火旺相似。除此之外,历代医家还从体质因素、饮食不慎、劳倦内伤、情志所伤及失治误治等方面论述了与本病相关的病因。根据中医学理论,本病属"燥痹"的范畴,起病于"燥",机制复杂,涉及多脏器、多系统的病理变化。《痹证论治学》称本病为"燥痹"。其病因病机乃本虚标实,以肺、脾、肝、肾阴虚为主,燥热瘀滞为标,治疗多从燥、虚、瘀的角度考虑。其发病各个阶段均与阴津亏虚密切相关。遵照"燥者润之、濡之"的原则,以养阴润燥法为主,兼益气活血、祛瘀通络,久病必虚,后予益气养阴、养血活血。

二 经典医案

谢某,女,36 岁,2011 年 2 月 15 日因"眼睛干涩、皮肤干燥 8 年"初诊。2004 年患者于中山大学第一附属医院肾内科住院诊疗,并行肾穿刺活检术。活检病理显示肾小球轻微病变样改变,伴局灶性硬化,明显肾小管间质损害。诊断为干燥综合征性肾炎,具体药物治疗不祥。2011 年症状再次加重,故前来广东省中医院就诊。

初诊：精神疲倦,眼睛干涩,咽喉干,皮肤干燥,纳眠可,夜尿2~3次,大便每日1次,质干结。舌暗红,苔薄白,脉沉细。2011年1月27日查尿常规显示尿蛋白±。肾功能指标显示血肌酐92 umol/L,钾离子3.39 mmol/L。

刘旭生教授认为,综合患者四诊资料,明确诊断为干燥综合征性肾炎。此病中医诊断为"燥痹",患者目前精神疲倦,眼睛干涩,咽喉干,皮肤干燥,纳眠可,夜尿2~3次,大便每日1次,质干结。舌暗红,苔薄白,脉沉细。四诊合参,辨证为肝肾阴虚,治以滋阴润燥,补益肝肾为法,予以六味地黄汤合二至丸加减。拟方如下:

山萸肉15 g,生地黄15 g,山药15 g,茯苓15 g,泽泻10 g,牡丹皮10 g,女贞子15 g,旱莲草10 g,桃仁10 g,有瓜石斛15 g,麦冬10 g,丹参20 g。

二诊(2011年2月22日):患者诉精神疲倦改善,眼睛干涩、咽喉干、皮肤干燥症状改善,胃纳欠佳,偶有胸闷,大便干结稍改善,余症同前。舌暗红,苔薄白,脉沉细。中药在原方基础上去泽泻、牡丹皮、麦冬,加佛手以健脾开胃,加合欢皮、蒺藜以行气和血、疏肝解郁。拟方如下:

山萸肉15 g,生地黄15 g,山药15 g,茯苓15 g,枸杞子15 g,女贞子15 g,旱莲草10 g,桃仁10 g,有瓜石斛15 g,丹参20 g,佛手15 g,合欢皮15 g,蒺藜15 g。

三诊(2011年3月22日):患者诉咳嗽咳痰,痰白易咳,口干咽干,大便稍烂,余症稍改善。舌暗红,苔白腻,脉沉细。中药在上方基础上去生地黄、桃仁、蒺藜,加款冬花、蜜紫菀止咳化痰。拟方如下:

山萸肉15 g,山药15 g,茯苓15 g,女贞子15 g,旱莲草10 g,有瓜石斛15 g,丹参20 g,枸杞子15 g,佛手15 g,合欢皮15 g,款冬花15 g,蜜紫菀15 g。

后随访1年余,患者病情相对稳定。

三　解读

结合本病的中西医病理,刘旭生教授认为患者为先天阴精不足,后天感受燥邪,从而发为本病,病势渐变,不易察觉,久稽不愈,量变终成质变,由肌肤而至肝肾脏腑,由邪实转变为本虚。肝肾阴虚,津液不足以濡润五窍、肌肤、脏腑固见眼睛干涩、咽喉干、皮肤干燥、大便干结;肾主水,藏精生髓,肾虚固摄无权,封藏失职,可见精神疲倦;舌暗红,苔薄白,脉沉细提示肝肾阴虚,阴精不足,故以六味地黄汤合二至丸为基础方,加以生津止渴、行气和血、润肠通便的中药以调养肝肾。方中生地黄滋阴补肾,填精益髓;山茱萸补肾养肝,收敛精气;山药健脾补肺;泽泻利水通淋泻肾火;牡丹皮凉血化瘀清肝火;茯苓健脾和中渗脾湿;女贞子、旱莲草、枸杞子滋补肝肾;有瓜石斛、麦冬生津止渴;佛手健脾开胃;桃仁润肠通便;合欢皮、蒺藜以行气和血、疏肝解郁。上述诸药合用,共奏滋阴润燥,补益肝肾之功。

四 经验介绍

干燥综合征性肾炎的主要病因病机为阴虚燥热,除此之外,正虚邪恋、瘀血阻滞、湿浊内蕴等也体现在病机的变化之中,病程晚期可以出现气阴两虚、阴损及阳、阴阳两虚的表现。病位主要在口、眼、鼻、咽等清窍,皮肤黏膜、肌肉关节、脏腑等日久可累及。病理因素主要是阴虚、热毒、燥邪、津亏、血瘀等。其中,血瘀既是病理产物也是病理因素。素体阴虚,或正虚燥热之邪留恋,致津液不布,则清窍失养,出现口干、眼干等症状;津液输布不畅,气血瘀滞,湿浊内蕴,燥盛成毒,加重症情,继而累及脏腑,出现全身症状。本病病位主要在肺、脾(胃)、肝、肾,治以清肺、健脾益胃、养肝滋肾为主。病程日久,若内生瘀滞,则予以活血通络;若阴损及阳,则予温肾元壮少火以蒸腾水气。

干燥综合征性肾炎是一种慢性疾病,临床表现各种各样,大部分预后良好。西医学目前尚无疗效肯定的药物,主要是采取对症措施改善症状,控制和延缓因免疫反应而引起的组织器官损害的进展,预防继发性感染。干燥综合征性肾炎应该能够做到早期诊断,及时诊断,并正规治疗可明显改善该病预后,提高患者生活质量。但必要时应行肾穿刺活检术明确肾小球病理的改变,以便在肾脏出现不可逆损害之前给予及时的免疫抑制剂如泼尼松、环磷酰胺、环孢素 A、甲氨蝶呤等治疗,以改善预后。西医对症治疗的同时再结合中医辨证论治,有助于改善症状,控制病情,巩固疗效,减少西药的毒副作用,提高患者的生活质量,值得在临床中探索应用。

第九节 尿酸性肾病

一 疾病概述

尿酸性肾病是指尿酸产生过多或排泄减少形成高尿酸血症,尿酸盐沉积于肾脏(肾髓质、间质或远端集合管)而引起的肾脏病变。高尿酸血症可有两种类型的肾损害:一为形成尿酸结石;二为尿酸引起肾实质损害。两者可同时并存。肾实质损害包括慢性尿酸性肾病(亦称痛风性肾脏病)和急性尿酸性肾病。

本病常以四肢关节红肿热痛、腰痛、尿血、淋证为初起表现,随着病情发展,后期可见尿少、呕吐、水肿等特征。古代医家认为,由于体虚卫外不固,复感于邪,内外相合,风寒湿热内犯经络关节,日久邪气缠绵不去,经络脉道不利,血滞成瘀,深入骨骼而现痹证。若痹证进一步发展,病邪由浅入深,由经络入脏腑。邪伤肾阴,阴虚内热灼伤津液,尿中杂质结为砂石,则为石淋;湿热阻滞气机,不通则痛而为腰痛;热伤肾络,血溢络外则为血尿。病变初期在关节经络,后期则伤及肾脏,既可表现为肾虚内热,砂石阻滞,又可表现为肾气亏损,封藏失职,甚至脾肾两亏,水湿内停,见水肿;湿浊留滞中下焦而见呕吐、少尿,而呈"关格"之危证。

二 经典医案

陈某,男,58岁,2014年3月19日因"发现肌酐升高4年,疲乏伴双下肢水肿1周"初诊。缘患者2009年因发热、头痛,在当地医院住院治疗,查血肌酐262.2 umol/L,尿酸760 umol/L,泌尿系统B超显示①左侧肾窦上极无回声暗区,性质待查:局限性积水?肾盂囊肿?②双肾显示回声稍增多。考虑"慢性肾衰竭,氮质血症期""左肾囊肿(后天性)",经予降压、降尿酸等治疗症状缓解后出院。出院后门诊随诊,血清肌酐波动于200~484.6 umol/L之间。后患者至广东省中医院肾内科住院,查血清肌酐为412 umol/L,尿酸为585 umol/L。诊断为慢性肾衰竭,氮质血症期;痛风性肾病,痛风性关节炎;慢性胃吻合口炎;残胃炎。给予降压护肾、降尿酸、纠正贫血、护胃等治疗后病情稳定出院。1周前患者无明显诱因下出现疲倦、乏力。

初诊:精神疲劳,乏力,面色萎黄,形体偏瘦,口干,关节变形、疼痛,局部肤温升高,全身发热(体温37.8℃),双下肢轻度水肿,小便少许泡沫,大便调,舌暗红,苔黄腻,脉弦细。刘旭生教授接诊后,考虑西医诊断为痛风性肾病,中医诊断为痹证,辨证属脾肾气虚,湿热瘀阻,治以健脾补肾,清热祛湿化瘀,予以外敷四黄水蜜清热活血止痛,口服中药汤剂以补脾益肾方。拟方如下:

党参15 g,茯苓30 g,白术20 g,炙甘草10 g,茯苓皮20 g,黄芪30 g,菟丝子15 g,杜仲15 g,丹参15 g,络石藤15 g,牛膝10 g,百合20 g,苍术15 g,黄柏15 g,土茯苓20 g。

二诊(2014年4月13日):患者发热已退,精神好转,双下肢关节疼痛减轻,双下肢水肿较前减轻,大便软,每日2次,舌暗红,苔薄黄,脉弦,查血肌酐为409 umol/L,尿酸为455 umol/L。药在前方基础上加减。拟方如下:

党参15 g,茯苓30 g,白术20 g,炙甘草10 g,茯苓皮20 g,黄芪30 g,菟丝子15 g,杜仲15 g,丹参15 g,络石藤15 g,牛膝10 g,赤芍15 g,苍术15 g,黄柏5 g,土茯苓15 g。

三诊(2015年5月7日):患者疲倦乏力明显改善,精神好转,水肿症状基本消失,双下肢关节疼痛减轻,患者治疗效果可,中药守前方。后患者维持中药口服治疗,随访至2015年底无不适。

三 解读

补脾益肾方为刘旭生教授所立,刘旭生教授认为慢性肾脏疾病在脏腑功能虚损的过程中,当以脾肾两脏为主,故立补脾益肾为慢性肾衰竭治疗的基本大法。此案中,运用补脾益肾方益气健脾补肾;四妙丸清热利湿,通筋利痹,两者合方,共奏补益脾肾,清热利湿,活血通经止痛之效。

该患者发病已5年,病久脾肾亏虚、正虚复感于邪而发。精神疲劳,乏力,面色萎黄,形体偏瘦,口干,双下肢关节变形、疼痛,舌暗红,苔黄腻,脉弦细,乃脾肾气虚,湿热瘀阻经络之象,不通则痛,邪气郁而化热。因此刘旭生教授予以健脾补肾,清热祛湿化瘀之法,给予党参、茯苓、白术、黄芪、菟丝子、杜仲等补益脾肾,黄柏、苍术、百合、土茯苓等清热化湿;丹参、络石藤等祛风活血通经止痛,甘草调和诸药。刘旭生教授认为尿酸性肾病采取中医辨证结合辨病用药疗效更佳。结合现代药理学研究,处方中的药物具有以下一些药理作用,正合痛风性关节炎的发病机制,如促进尿酸排出的土茯苓、苍术、薏苡仁等;有可能发挥类秋水仙碱作用的山慈菇、百合;海螵蛸则具有碱化尿液的作用。处方充分体现刘旭生教授辨证结合辨病的学术思想,收到明显的疗效。此外,刘旭生教授强调本病应内外结合治疗,还可配合针灸、中成药等治疗。

四 经验介绍

(一) 病因病机

刘旭生教授立足临床实践,认为痛风性肾病乃因先天禀赋不足,后天失调,脾肾功能失调,脾虚健运失司,湿浊内留,兼饮食不节,嗜食肥甘厚腻辛辣烈酒,日久湿热邪气缠绵不去,经络脉道不利,血滞成瘀,深入骨骼而出现痹证。若痹证进一步发展,痹阻经络关节日久,气血不行,骨失所养,不荣则痛病。邪由浅入深,由经络入脏腑,邪伤肾阴,阴虚内热灼伤津液,尿中杂质结为砂石,则为石淋;湿热阻滞气机,不通则痛而为腰痛;热伤肾络,血溢络外则为血尿。

刘旭生教授认为本病为正虚邪实、虚实夹杂之证。急性发作期以湿热、寒湿、瘀血为主,亦有病久脾肾亏虚、正虚复感于邪而发病者,以关节疾病明显,或伴有全身症状为主。稳定期表现正虚邪恋,以脾肾气虚为主,可有肝肾阴虚的表现。病变初期在关节经络,后期则伤及肾脏,既可表现为肾虚内热,砂石阻滞,又可表现为肾气亏损,封藏失职,甚至脾肾两亏,水湿内停,而见水肿;湿浊留滞中下焦而见呕吐、少尿,呈"关格"之危证。

（二）分期论治

刘旭生教授结合痛风性肾病的临床表现把痛风性肾病分为三个阶段：急性期、好转阶段、缓解期，并根据每期特点行中医辨病辨证治疗，临床疗效卓著。

急性期也即痛风性肾病急性发作。临床表现为关节疼痛，局部灼热红肿，痛有定处，困倦乏力，间有蛋白尿、血尿、轻度浮肿，腰酸疼痛，小便灼热淋漓不尽，尿中有时夹有砂石，甚则肉眼血尿，可伴恶寒发热，口苦咽干，舌质红、苔黄腻，脉滑数。患者急性期多表现为湿热痹痛，当急则治其标，治拟清热利湿活血、通淋排石，临床常选用四妙汤加桃红四物汤。基本方：当归12 g，生地黄12 g，白芍12 g，川芎12 g，桃仁10 g，红花10 g，苍术10 g，川柏12 g，川牛膝12 g，威灵仙15 g，绵茵陈15 g。如尿中有砂石，可加用石韦、海金沙、鸡内金、金钱草等；若关节肿痛甚，则加秦艽10 g，海风藤12 g，羌活10 g，独活10 g，络石藤12 g以通络止痛；寒痛剧烈，入夜尤甚，得温则舒，加乳香、没药各10 g，川乌（先煎）5 g，以祛寒活血止痛；血尿者加白茅根20 g，大蓟20 g，小蓟20 g，以凉血止血。

好转期为痛风性肾病急性发作期经治疗后症状有所好转，病情有所减轻，但是实邪未清，虚象已显。临床证候特点为关节疼痛不显，腰膝酸软，夜尿清长，颜面或下肢浮肿，面色萎黄，神疲乏力，口稍苦，舌淡胖、苔白腻或黄腻，脉沉缓。辨证为脾肾亏虚，湿浊不化，夹有热象。治拟温补脾肾，化气行水，兼以清热。治拟济生肾气丸合参苓白术散加减。基本方：熟附子（先煎）6 g，桂枝6 g，川牛膝12 g，车前子（包煎）15 g，桔梗6 g，砂仁6 g，薏苡仁20 g，甘草6 g，党参12 g，白术12 g，山药12 g，山萸肉12 g，茯苓12 g，熟地黄12 g。若伴关节疼痛，加延胡索12 g，桃仁10 g以养血活血；若有口苦、尿黄等热象，可加用黄柏、绵茵陈、土茯苓等清热祛湿药。

缓解期患者病情尚稳定，无关节红肿疼痛等痛风急性发作的表现，这时实邪不明显，以正气亏虚为主。临床表现为神情淡漠或烦躁不安，口中尿臭，胸闷腹胀，大便溏薄或秘结，心悸气喘，面浮尿少，畏寒肢冷，恶心呕吐，得食更甚，舌淡胖、苔白腻，脉沉弦。常见于痛风肾出现肾衰竭者，患者病变后期多表现为脾肾阳虚，阳气虚弱，气机不能及时疏导、转输和运化，使湿浊瘀血、溺毒等在体内停留，导致因虚致实，故缓解期以补虚扶正为主，兼以驱邪。治拟温阳泄浊，补益脾肾。代表方剂：温脾汤合真武汤加减。基本方：熟附子（先煎）10 g，生大黄（后下）10 g，姜半夏12 g，厚朴10 g，白芍12 g，苏叶10 g，党参15 g，白术12 g，茯苓10 g，陈皮10 g。若神志淡漠，加石菖蒲10 g，郁金10 g，以化湿开窍。

（三）辨病与辨证结合

刘旭生教授认为痛风性肾病采取中医辨证结合辨病用药疗效更佳。现代药理已证实中药可通过多个环节治疗高尿酸血症：①降血尿酸，如土茯苓、萆薢、晚蚕砂；②溶解尿酸并解除尿酸疼痛，如威灵仙、秦艽；③排泄尿酸，如薏苡仁、泽泻、车前子、茯苓、地龙等；

④抑制尿酸合成,如泽兰、桃仁、当归、地龙等。对痛风结节、关节变形,可用桃仁、红花、穿山甲、僵蚕、海桐皮、土鳖虫等;对尿路结石可用金钱草、石韦、生地黄、滑石等。

总之,刘旭生教授认为治疗痛风性肾病当采取补肾与祛邪并用,因肾为水火之脏,主骨而统督一身之阳,若肾虚则卫阳空疏,屏障失固,致风寒湿诸邪乘虚而入,深入骨髓而乘脏腑,故当补肾壮督,以提高机体抗病能力,使正能祛邪。另外,蠲痹通络之品多辛香宣散,走而不守,药力难以持久,而与补肾之品配伍,其药力得加强,疗效明显提高。临床常用党参、北芪、补骨脂、枸杞子、杜仲、当归以补肾阳,旱莲草、女贞子、熟地黄、山萸肉、怀山药以补肾阴,配合虫类药以搜剔窜透,如寒盛用乌梢蛇配川乌,热盛用地龙配石膏,痰盛用僵蚕配胆南星,瘀重用蜈蚣、全蝎配桃仁、赤芍。

第十节 乙型肝炎病毒相关性肾炎

一 疾病概述

乙型肝炎病毒相关性肾炎是指由乙型肝炎病毒诱发的,经血清免疫学及肾活检免疫萤光检查所证实的一种继发性肾小球肾炎综合征,简称"HBV 相关性肾炎"。乙型肝炎病毒与肾炎在发病机制上的联系尚未完全清楚,可能是乙型肝炎病毒抗原体复合物沉积于肾小球引起免疫损伤、病毒直接感染肾脏细胞、乙型肝炎病毒感染诱发自身免疫而致病。HBV 相关性肾炎多以肾小球肾炎、肾病综合征、无症状性蛋白尿或单纯性血尿等的临床表现形式出现。部分病例可能同时有慢性乙型病毒性肝炎、肝硬化等症状。肝炎、肾炎的症状既可同时出现,也可先后发生,甚至没有任何乙型肝炎的临床表现和体征,而肾炎却是唯一的症状。尽管临床表现不尽相同,但均有其共同的病因病机特点。

中医学认为本病病因主要与外感湿热疫毒,内蕴脏腑;饮食不节,湿热疫毒内伤;正气虚损,湿热毒邪乘虚而入。其中湿热疫毒是本病的主要病因。病机主要是肝脏气血失调,疏泄失常,导致脾受肝制,运化失常,肝肾同居下焦,生理病理相连。日久子病及母传及于肾。总之,肝为受病之始基,初乃湿热邪毒犯肝,则肝病;肝病延久不愈,则传脾及肾,导致温热余邪残未尽,肝、脾、肾俱损之病机,呈虚实夹杂之证,最终可出现正虚邪实或气血双虚的结果。

肾脏气化失司,肾不主水,水湿泛滥肌肤故见水肿。肝肾同寄相火,湿热毒邪损伤肾络,或肝肾阴亏,虚火扰动,灼伤血络,血液不循常道溢于络外,则下渗为尿血;湿热之邪扰动肾关,肾失封藏精关不固故见蛋白尿。病程中湿热之邪阻滞气机,影响血运,瘀血内生,使病情加重。

总之,本病的病位主要在肝、脾、肾,病机主要是湿热毒邪阻滞脾胃,郁蒸肝胆,损伤肾脏所致,感受外邪可以加重肝、肾的损害,本虚标实,虚实夹杂,形成恶性循环。

二 经典医案

梁某,男,40岁,2014年6月23日因"发现HbsAg(+)20余年,双下肢浮肿1年余"初次来诊。发现乙型肝炎病毒感染20余年,未规律治疗。1年前无明显诱因下出现双下肢浮肿、腹部膨隆,在外院肾穿刺活检诊断为"HBV相关性肾炎",给予抗病毒和激素联合治疗,双下肢水肿反复,复查尿蛋白未转阴。2014年4月因水肿加重伴气促难以平卧,在外院住院查BNP5 000 pg/m,血肌酐506 umol/L,考虑为"HBV相关性肾炎、慢性肾脏病5期",于2014年5月2日开始定期血液透析治疗。2014年6月20日查24 h尿蛋白定量1.6 g,肌酐455 umol/L,血红蛋白73.0 g/L,血清白蛋白21.2 g/L。

初诊:神清,精神疲倦,乏力,时有咳嗽,口干,饮水不多,腹部胀满,双下肢轻度水肿,纳差,眠一般,小便量尚可,尿中少许泡沫,大便调。舌淡暗,舌底脉络迂曲,苔白腻,脉弦细。刘旭生教授接诊后,考虑西医诊断为HBV相关性肾炎,中医诊断为水肿,辨证为肺脾肾虚,水湿内停,予补脾益肾方和四苓散加减。拟方如下:

北芪20 g,白术15 g,仙灵脾20 g,菟丝子15 g,牛膝15 g,白芍15 g,茯苓皮20 g,猪苓20 g,泽泻15 g,桂枝15 g,丹参20 g,蒲公英20 g,虎杖15 g,甘草8 g。

配合尿毒清颗粒补肾通腑泻浊,金水宝胶囊益气补肾。

二诊(2014年7月15日):患者水肿减轻,尿量每日1 000~1 500 mL,精神转佳,舌淡,苔薄黄,脉弦细。在前方基础上加减。拟方如下:

北芪20 g,白术15 g,仙灵脾20 g,菟丝子15 g,白芍15 g,茯苓皮20 g,猪苓20 g,泽泻15 g,丹参20 g,山萸肉15 g,木香15 g,蒲公英20 g,虎杖15 g,炙甘草10 g。

继续服用尿毒清颗粒、金水宝胶囊。

以上方加减服用约5个月后患者病情稳定,双下肢水肿轻微,自觉身体较前好转。2014年9月复查尿常规显示蛋白+,潜血+;尿蛋白定量1.6 g/d;血清白蛋白35.1 g/L。继续守前法治疗,配合服用补中益气丸、金匮肾气丸巩固治疗,随访1年,病情稳定。

三 解读

该患者初诊时精神疲倦,乏力,时有咳嗽,口干,饮水不多,腹部胀满,双下肢轻度水肿,纳差,眠一般,小便量尚可,尿中少许泡沫,大便调。舌淡暗,舌底脉络迂曲,苔白腻,脉弦细。HBV 相关性肾炎以起病方式多样化,临床症状不典型为特征。本例先患乙型肝炎,后以肾炎起病,对激素及免疫抑制剂不敏感,出现肺脾肾虚,三焦气化不利之证。肺虚卫外不固,脾虚不能运化水谷、摄取精微,导致纳差、疲倦乏力,肾虚气化无力,三焦气化不利,水液不循常道导致水肿。因此,刘旭生教授予以补脾肺肾之法,配合行气利水活血,给予补脾益肾方加减补益肺脾肾、四苓散行气利水,猪苓、茯苓皮、桂枝、泽泻化气利水,木香行气有助三焦气化以利水,虎杖、蒲公英清热解毒,丹参活血通络,祛瘀生新。治疗中充分体现刘旭生教授辨证结合辨病治疗的学术思想,尤其是药物一药多用,非常灵活,如猪苓既可利水,又有促使 HBV 抗原转阴的功效;虎杖、蒲公英既可清热放置补益药物过于温热,又有较强的抑制 HBsAg 的作用。在临床上观察到,随着表面抗原滴度的下降直至阴转,而尿蛋白亦逐渐减少甚至转阴。因此,固守一方,坚持治疗 100 多天获较好疗效。

四 经验介绍

刘旭生教授强调本病的 HBV 相关性肾炎的致病内因是正气不足,外因是湿热疫毒。湿热疫毒始终贯穿于肾脏病的整个过程。HBV 相关性肾炎是以肝、肾为病变中心,而兼及于脾。湿热疫毒入侵,盘踞于肝,浸淫及肾是其发病的重要因素。湿热蕴结,久羁不去,流注下焦,壅滞肾脉,血行不畅,瘀血内生,热蒸瘀阻,逼精外出,或湿热伤阴,加之精血亏虚,遂见肾阴虚;湿盛阳微或阴损及阳,最终可导致肾阳虚或阴阳两虚,或日久气虚血瘀。本病辨证为正虚与邪实两个方面,正虚以肝肾阴虚或气阴两虚为主,邪实主要是湿热疫毒。湿热疫毒氤蕴不化,阻滞气机,障碍血行,以致血脉瘀滞亦是邪实的重要内容,甚至可成为贯穿疾病始终的病机。本病初期以标实为主,后期为正虚邪实,多以虚为主。湿热与瘀血是疾病过程的病理产物,可加重本病发展,影响预后。

刘旭生教授强调在辨证分型的基础上进行辨病治疗,把将本病辨证分为 4 型。肝胆湿热证,治宜清热利湿,解毒疏肝,方用茵陈五苓散加减;肝肾阴虚证,治宜养血柔肝,滋阴补肾,方用六味地黄丸合一贯煎加减;脾肾阳虚证,治为健脾益气,温肾利水,方用真武汤加减;气滞血瘀证,治以行气通腑,活血化瘀,方用桃仁四物汤加减。

(一) 采用清热解毒利湿方法,抑制病毒的复制

由于湿热之邪始终贯穿于整个肾脏病的过程,因此采用白花蛇舌草、半边莲、鸡骨草、虎杖、蒲公英、山栀子、重楼、山豆根等能达到清热解毒利湿功效。

(二) 采用益气健脾补肾的方法,增强机体的抵抗力

增强细胞免疫功能,抑制体液免疫功能,清除免疫复合物,降低自身免疫反应也是治

疗本病的一条重要途径。中药黄芪、冬虫夏草、党参、五味子、太子参、阿胶、菟丝子、黄精、巴戟天、淫羊藿等有增强机体免疫功能的作用。现代医学认为 HBV 感染与机体细胞免疫功能低下有关，而不少免疫功能低下的患者，均有不同程度的脾虚、肾虚。因此上述补气、健脾、补肾的中药能达到扶正祛邪、调节机体免疫功能的作用。合理地选择上述药物配伍组方，可对免疫进行双向调节，使机体免疫功能恢复平衡。

（三）减轻肾小球硬化

现代医学初步证实，血管紧张素转换酶抑制剂具有减轻肾小球硬化，延缓肾功能恶化的作用。黄芪、白术、何首乌、地黄、川牛膝、怀山药、瓜蒌、旱莲草、细辛、龙眼肉、补骨脂、法半夏、降香、菊花、海金沙、泽泻等具有血管紧张素转换酶抑制剂样作用，这些中药可在临床实际中辨证加以选用。

（四）采用活血化瘀的方法

中医认为久病必瘀，中药郁金、桃仁、赤芍、三七、红花等具有活血化瘀的功效。现代研究表明，肝、肾微循环障碍，血黏度高，免疫复合物的沉积是导致 HBV 相关性肾炎的重要机制，因此采用活血化瘀的药物，可以改善血黏度、改善微循环而达到治疗的目的。

此外本病还可参考肾病综合征相关章节内容进行治疗。

第十一节　糖尿病肾病

一　疾病概述

糖尿病肾病即糖尿病性肾小球硬化症，是糖尿病最主要的微血管并发症之一，也是导致终末期肾脏病的主要原因之一。目前我国尚无统一的糖尿病肾病诊断标准，结合 2007 年美国 NFK‐K/DOQI 指南标准、2010 年英国 NHS 标准和 2012 年 KDIGO 指南标准，我国专家共识建议在糖尿病患者当中，出现以下一种或几种情况时考虑诊断为糖尿病肾病：① 大量白蛋白尿(UAE>200 μg/min 或>300 mg/24 h；ACR>300 mg/g)；② 糖尿病视网膜病变伴任何一期慢性肾脏病；③ 在 10 年以上糖尿病病程的 1 型糖尿病中出现微量白蛋白尿(UAE20~200 μg/min 或 30~300 mg/24 h；ACR30~300 mg/g)。

根据 Mogensen 分期，糖尿病肾病分为肾小球高滤过期、正常白蛋白尿期、早期糖尿病肾病期、临床糖尿病肾病期和肾衰竭期 5 个阶段,随着疾病的进展,临床上可表现为大量白蛋白尿、持续性尿蛋白升高和高血压,最终进展至终末期肾脏病(end stage renal disease,ESRD)。目前,糖尿病肾病已成为欧美国家导致 ESRD 的主要原因。据估计,至 2040 年全球糖尿病患者约达 6.42 亿,近 40%的患者可发展为慢性肾脏病,而其中又有相当大数量的患者可发展至终末期肾脏病。在我国,糖尿病及糖尿病肾病发病率极高,2010 年我国中华医学会糖尿病学分会流行病学调查显示,目前我国糖尿病患者数已达 9 240 万人,而糖尿病伴有慢性肾脏病变的不同人群患病率为 25%～60%。若如此庞大的人群进展至终末期肾脏病,将给社会和家庭带来沉重负担。

在当前的治疗中,西医在治疗糖尿病肾病主要以控制血糖、控制血压、减少蛋白尿为主,还包括生活方式的指导、脂质代谢紊乱的纠正等方面,而当 GFR 低于 15 mL/min 时,则考虑进行血液透析、腹膜透析、肾移植等肾脏替代治疗。然而,由于糖尿病肾病本身的发病机制尚未完全明确,加之随着糖尿病肾病的逐步进展,西医药物的不良反应和局限性开始逐步体现,目前糖尿病肾病的治疗仍为临床难点之一,其病程迁延,预后不良。近年来,随着中医药研究的深入发展,运用中医药治疗糖尿病肾病的疗效也日臻显著。因此,从中医的角度探讨糖尿病肾病的治疗,对拓宽其防治途径尤为必要。

传统中医学无“糖尿病肾病”一说,结合其临床症状表现,该病当属于古代“消瘅”一病的范畴。结合古籍挖掘相关研究,初步与古代“消肾”“肾消”“内消”“肾渴”“下消”相对应。其病机复杂,总体为正气虚损、邪气壅结,两者往往并见、相互影响。正虚以气阴阳亏虚、脾虚、肾虚为主,邪实则以血瘀、水湿、浊毒为主,2007 年中华中医药学会肾病分会提出糖尿病肾病本证分为阴虚燥热型、气阴两虚型、脾肾气虚(阳)型、阴阳两虚型;标证分为湿证、瘀证、痰瘀证。临床可表现为“水肿”“胀满”“尿浊”“关格”“肾劳”等症。治疗上以标本兼顾为则,以补脾益肾为本,结合四诊辨证论治,因地因人因时制宜。

二　经典医案

案 1. 石某,男,52 岁,2012 年 2 月 28 日因“尿蛋白升高 3 年”初次来诊。2009 年于外院体检时发现尿蛋白升高,当时未予重视,未予诊治。既往 2 型糖尿病 10 余年,平素血糖控制不佳,波动于 12～16 mmol/L。

辅助检查:2012 年 2 月 27 日尿常规显示尿蛋白++,尿潜血±。肾功能指标显示血肌酐 98 umol/L。

初诊:精神疲倦,视物模糊,口苦口干,双上肢麻木,腰酸,双下肢浮肿,纳眠可,夜尿 1 次,小便量尚可,大便调。舌暗红,苔薄黄,舌底静脉迂曲,脉沉细。接诊后,刘旭生教授认为患者糖尿病病程长,血糖控制不佳,伴蛋白尿和血肌酐升高。西医诊断:2 型糖尿病,糖尿病肾病。患者精神疲倦、腰酸为消渴日久,肾阴亏虚,阴损及气之象;视物模糊、口苦口干为气虚推动无力,加之消渴日久耗损阴液,精血不能上承于目、口所致;上肢麻木为血瘀脉络不通、肢体不荣之象;下肢浮肿为肾气耗损及阳,水湿泛滥、溢于肌肤之征。舌暗红、舌底静脉迂曲符合血瘀之象,苔薄黄、脉沉细为久病阴伤、气阴不足之象。四诊合参,故辨证为脾肾气虚血瘀,治当以补脾益肾,活血化瘀为法,予六味地黄汤加减。拟方如下:

盐山萸肉 10 g,生地黄 15 g,山药 15 g,茯苓 15 g,泽泻 10 g,牡丹皮 10 g,丹参 20 g,牛膝 10 g,桃仁 10 g,菟丝子 15 g,桑寄生 15 g,枸杞子 15 g。

二诊(2012 年 3 月 6 日):查尿常规显示尿蛋白+;尿蛋白/尿肌酐比 0.97 g/g。患者精神较前改善,腰酸较前缓解,双下肢浮肿减轻,诉少许咽干不适,偶有纳后胀满,舌暗红,苔薄黄,舌底静脉迂曲,脉沉细。

刘旭生教授认为患者下肢浮肿较前减轻,纳后胀满乃脾胃气滞所致,舌暗,脉沉细乃血瘀之象,拟原方去泽泻,加用佛手健脾理气;牛膝加量补经络,逐瘀通经。拟方如下:

盐山萸肉 10 g,生地黄 15 g,山药 15 g,茯苓 15 g,佛手 15 g,牡丹皮 10 g,丹参 20 g,牛膝 15 g,桃仁 10 g,菟丝子 15 g,桑寄生 15 g,枸杞子 15 g。

三诊(2012 年 3 月 20 日):查尿常规显示尿蛋白+++。患者腰酸、肢肿较前改善,晨起咽干不适,自觉面部发热,口苦同前,舌暗红,边有齿痕,苔薄黄,脉弦细。症状持续改善,自觉口苦咽干,面部潮热,去桑寄生、佛手,酌加白芍平肝柔肝,金樱子固精缩尿。拟方如下:

盐山萸肉 10 g,生地黄 15 g,山药 15 g,茯苓 15 g,白芍 15 g,牡丹皮 10 g,丹参 20 g,牛膝 15 g,桃仁 10 g,菟丝子 15 g,金樱子 15 g,枸杞子 15 g。

四诊(2012 年 4 月 24 日):查尿常规显示尿蛋白++。患者精神尚可,腰酸较前明显缓解,双下肢仍有少许浮肿,诉大便偏硬,少许小便不利,舌淡红,苔薄黄,脉弦细。拟原方去牡丹皮、白芍、茯苓,桃仁加量以润肠通便,并酌加石韦清热利尿,猪苓、茯苓皮利水渗湿。拟方如下:

盐山萸肉 10 g,生地黄 15 g,山药 15 g,石韦 15 g,猪苓 15 g,茯苓皮 10 g,丹参 20 g,牛膝 15 g,桃仁 15 g,菟丝子 15 g,金樱子 15 g,枸杞子 15 g。

五诊(2012 年 5 月 8 日):患者大便仍少许偏硬,余诸症较前改善,舌淡红,苔薄黄,脉弦细。中药汤剂于前方去石韦,加女贞子 15 g,共 14 剂。其后患者维持口服中药汤剂治疗,随访至 2017 年 10 月底,患者病情稳定。

案 2. 简某,男,53 岁,2015 年 5 月 18 日因"发现尿蛋白升高 1 年余"初诊。患者 2014 年体检发现尿蛋白升高,未规律诊治。既往 2 型糖尿病病史 18 年,平素未予规律监测血糖。

辅助检查:2015 年 4 月 23 日肾功能指标显示血肌酐 124 umol/L。2015 年 4 月 25 日肾功能指标显示血肌酐 112 umol/L。2015 年 4 月 30 日 24 h 尿蛋白定量显示 2.15 g。

2015 年 5 月 13 日尿常规显示尿蛋白+。

初诊：精神疲倦，腰酸腰痛，持续胃脘部隐痛，口苦口干，纳眠可，夜尿 1 次，二便调。舌暗红，苔白，脉弦细。接诊后，结合相关辅助检查，西医诊断：2 型糖尿病，糖尿病肾病。患者神疲为脾肾气虚，精微不能上承，头目失养之象；腰酸腰痛为肾虚血瘀，脉络不通，腰府失养所致；胃脘隐痛为脾虚夹瘀之征；舌暗红为血瘀之象，苔白、脉弦细为脾肾气虚之象。四诊合参，辨证为脾肾气虚血瘀，治当以补脾益肾，活血化瘀为法，考虑其长期胃脘不适之症，兼当理气和胃，方予四君子汤合小柴胡汤加减。拟方如下：

党参 20 g，茯苓 15 g，甘草 15 g，麦冬 15 g，柴胡 15 g，黄芩 15 g，蒲公英 15 g，白花蛇舌草 15 g，桃仁 10 g，菟丝子 15 g，女贞子 15 g，旱莲草 10 g。

二诊（2015 年 5 月 25 日）：查尿常规显示尿蛋白++；尿蛋白/尿肌酐比 0.97 g/g。患者精神稍倦，腰酸腰痛较前缓解，诉头昏沉感，咽痛，咳嗽，咯黄黏痰，胃脘部隐痛，小便可，大便偏干。舌淡，苔白腻，脉弦细。患者腰酸腰痛症状改善，外感风热，可予以原方去白花蛇舌草，增量蒲公英并酌加浙贝母以清热化痰，胃脘隐痛，予佛手健脾理气。拟方如下：

党参 20 g，茯苓 15 g，甘草 15 g，麦冬 15 g，柴胡 15 g，黄芩 15 g，蒲公英 20 g，浙贝母 15 g，桃仁 10 g，菟丝子 15 g，女贞子 15 g，旱莲草 10 g，佛手 15 g。

三诊（2015 年 6 月 15 日）：患者精神尚可，腰酸腰痛较前明显改善，仍有咽痛，咳嗽咯痰较前明显减轻，无头昏，舌淡，苔白腻，脉弦细，余症同前。前方去柴胡、黄芩、桃仁、浙贝母，加白花蛇舌草、救必应清热解毒，海螵蛸、延胡索制酸、理气止痛。拟方如下：

党参 20 g，茯苓 15 g，甘草 15 g，麦冬 15 g，佛手 15 g，白花蛇舌草 15 g，蒲公英 20 g，海螵蛸 15 g，救必应 15 g，菟丝子 15 g，女贞子 15 g，旱莲草 10 g，延胡索 15 g。

四诊（2015 年 7 月 13 日）：查肾功能指标显示血肌酐 114 umol/L；尿常规显示尿蛋白++。患者复感头昏，口苦口干，诉右肩疼痛，余症较前明显改善，舌淡，苔白腻，脉弦细。中药汤剂于前方去麦冬、白花蛇舌草、救必应，加北芪补脾益气，丹参、地龙活血祛瘀。拟方如下：

党参 20 g，茯苓 15 g，甘草 15 g，丹参 20 g，佛手 15 g，北芪 20 g，蒲公英 20 g，海螵蛸 15 g，地龙 10 g，菟丝子 15 g，女贞子 15 g，旱莲草 10 g，延胡索 15 g。

五诊（2015 年 8 月 3 日）：查尿常规显示尿蛋白++；尿蛋白/尿肌酐比 0.33 g/g。患者胃脘胀痛，余症均较前改善，舌淡红，苔白腻，脉细。中药汤剂于前方去蒲公英、地龙，加络石藤 15 g，共 7 剂。其后患者维持口服中药汤剂治疗，随访至 2017 年 6 月，病情稳定。

三 解读

《灵枢·五变》有言："五脏皆柔弱者，善病消瘅"。李东垣著《脾胃论》有言："百病皆由脾胃衰而生也。"《外台秘要》言"肾渴"之因有云："房劳过度,致令肾气虚耗,下焦生热,热则肾燥,肾燥则渴。"至此可见,糖尿病肾病者本虚贯彻始终,其中脾肾虚常有。案1主要症状当属气虚,兼症可见阴伤之象,溯其源,考虑为消渴日久,久则耗气伤阴所致。而又肝属木,肾属水,肾水可滋养肝木,加之肾阴为一身阴液之根本,所谓"乙癸同源"是也,故选用六味地黄汤加减。方中地黄滋肾填精为君药;山萸肉养肝肾、山药补益脾肾而为臣药;配以茯苓淡渗脾湿,助山药益脾之效,且防山药敛邪;泽泻清泄肾浊,同时清降肾中虚火;丹皮清泄肝火,制山萸肉之温,且防酸涩敛邪。气虚者推动无力,日久成瘀,阴伤者脉道不利,血行不畅成瘀,故方中随诊加减丹参、桃仁等活血之品,余予牛膝、桑寄生、菟丝子、女贞子、枸杞子加减以补益肾气,若有肢肿、小便不利等水湿之象者,酌加茯苓皮、猪苓、石韦以利水渗湿。

《医方考·脾胃论治》有言:"治杂证者,宜以脾胃为主。"《慎斋遗书》有云:"诸病不愈,必寻到脾胃之中,方无一失。"前方已言之,此病者脾肾虚者常有,气虚所致之血瘀阻滞、脉络瘀阻可贯彻始终,故根本在于"补脾益肾,活血化瘀"之法,故选四君子汤为底以达"养后天而益先天"之效。案2患者又见胃脘隐痛、口苦口干之症,但属少阳郁热之征,故以小柴胡汤加减以达和解少阳之热以理气和胃之效。两者合用,方中以党参为君益气健脾,以茯苓为臣渗湿健脾,以柴胡、黄芩和解少阳郁热而理气和胃,以蒲公英、白花蛇舌草、麦冬清热、滋阴,以桃仁活血化瘀,以菟丝子、女贞子、旱莲草同用以补益肝肾,经甘草调和诸药,达补脾益肾、活血化瘀、理气和胃之功。

四　经验介绍

中医认为,糖尿病肾病是由糖尿病迁延不愈,耗伤气阴,久之引发他证所致。其病变与多脏器相关,其病机较为复杂,正虚邪实并见,可"因虚致实",亦可"实致愈虚",同时证候随疾病的进展而呈现动态变化,故临床上应规律复查尿蛋白、尿白蛋白、肾功能等相关结果以了解疾病进展情况,有助于及时调整诊疗策略,延缓疾病进展。

考虑糖尿病肾病的发生发展与多种因素密切相关,目前,西医方面,临床上对糖尿病肾病的防治多从控制其血糖、血压、血脂等相关危险因素进行调控,但随着病情的进展,在多种因素已处于控制的情况下,如何延缓进入肾脏替代治疗的年限,以及提高患者生活质量仍有很多亟待解决的问题。刘旭生教授认为,糖尿病肾病病因病机复杂,临床上应采用中西医结合的方法进行治疗,其重点在于控制基础病及并发症的同时提高患者生活质量,追求的目标是延缓进展至终末期肾脏病的年限,从而延长生存时间。

刘旭生教授认为,糖尿病肾病主要病位在脾、肾,同时与肝、心、肺相关。无论是在疾病发展的哪一阶段,其均包含两个方面——"正虚"和"邪实"。正虚者,有脾肾气虚、脾肾阳虚、肝肾阴虚、气血两虚、气阴两虚;邪实者,有血瘀、浊毒、水湿、痰热、外感六淫之邪,而邪实当中,由于此病发展的各个阶段均有血行不畅之因,皆可致瘀血,故血瘀贯彻糖尿病肾病始终。临证者,合"正虚""邪实"两者而衡其轻重,缓则重其本虚,或健脾补肾益气,方以四君子汤加减;或补脾益肾温阳,方以理中丸合真武汤加减;或滋肝益肾养阴,方以六味地黄汤加减;或补气益血,方以四君子汤或肾气丸合归脾汤加减;或益气养阴,方以四君子汤或肾气丸合生脉散加减。急则先治其标,或活血化瘀,如丹参、桃仁、当归、络石藤之品;或泻浊排毒,如大黄炭、积雪草、肉苁蓉、车前草之品;或利水祛湿,如茯苓皮、猪苓、泽泻、薏苡仁、布渣叶之品;或化痰清热,如瓜蒌仁、浙贝母、枇杷叶、蒲公英之品;或解表祛邪,如紫苏叶、防风、柴胡、黄芩、金银花、菊花之品。若有余症者,随证治之,如气滞者酌加佛手、陈皮等理气之品,眠差者酌加夜交藤、合欢皮等安神之品,汗出多者酌加浮小麦、五味子、白芍等敛阴之品。而无论重其本虚抑或治其标实为先,论治过程中均不可顾此失彼,以致扶正留邪,祛邪伤正。

除此之外,刘旭生教授认为,治病必先求因,所谓之"审因论治"也,亦如《医学源流论》所云:"凡人之所苦,谓之病;所以致此病者,谓之因。"对于糖尿病肾病的防治,不仅当追溯"致此病"的"因",还应当重视"致其进展"的"因",即除了血糖、血压、血脂等基础不良因素外的其他原因,包括起居环境、生活方式、情志等相关因素。特别是在传统意义上的危险因素控制良好的情况下,若病情仍持续进展,更应关注其生活、情志方面的原因,及时对患者的饮食起居进行指导,以做到"食饮有节,起居有常,不妄作劳",才可"形与神俱,而尽终其天年"。

目前,糖尿病肾病在世界范围,尤其是我国国内,发病率逐年上升,已经成为一个重大社会问题。刘旭生教授认为,从整体观的角度出发,做到"未病先防,既病防变",对群众进行疾病和生活管理上的宣教,对患者疾病上进行治疗,对患者心理上进行疏导和干预,结合中医与西医各自的优势,做到真正的中西医结合,才能进一步控制疾病发生率,延缓病情进展,提高患者生存质量,取得最好的疗效。

第十二节　IgG4 相关性肾病

一　疾病概述

IgG4 相关疾病(IgG4 related disease, IgG4 - RD)是一组免疫介导的、系统性、炎症纤

维化疾病,累及泪腺、腮腺、甲状腺、垂体、胰腺、肝脏、胆管、肺脏、后腹膜、淋巴结等,受累器官IgG4阳性的浆细胞浸润为其共有特点。

肾脏是IgG4全身疾病常见累及器官,当疾病累及肾脏时,称为IgG4相关性肾病,肾损害的特征是肾小管间质性肾炎(IgG4-TIN),具体病因目前还不是很清楚,但多与自身免疫和过敏有关。患者多为中年或老年男性,病变主要累及肾间质、肾小管,也可累及肾小球、肾血管。肾小球受累时通常表现为膜性肾病(IgG4-MN)。本病除了肾脏受累外,也可累及肾外组织,包括输尿管炎性假瘤或腹膜后纤维化,也可在肾盂形成炎性肿块。患者临床表现为尿常规显示轻度蛋白尿、镜下血尿、低补体血症,表现为膜性肾病者可出现大量蛋白尿,通常无白细胞增多或白细胞管型。随着病情进展,患者可出现肾功能减退,可表现为急性或慢性进行性肾功能不全。输尿管炎性假瘤导致输尿管阻塞时,可出现肾积水、肾功能异常。

对于该病的诊断,根据日本肾脏病学会的IgG4相关性肾病的诊断标准,应符合下列标准。

(1)尿液(轻度蛋白尿、血尿)、肾功能异常,血清学检查有高IgG血症、低补体血症、高IgE血症中任何一个。

(2)影像学有特征性的异常改变,如弥漫性肾脏肿大、肾实质多发性低密度区域、单发性肾肿瘤、肾盂壁肥厚等。

(3)有高IgG4血症或高IgG血症。

(4)肾脏病理有以下两种改变:①有明显的淋巴细胞、浆细胞浸润,以IgG4或IgG阳性浆细胞比≥40%,或IgG4阳性浆细胞数量>10个/HP;②浸润细胞周围有特征性的纤维化改变。

(5)肾脏以外的脏器组织(如慢性涎腺炎)病理学检查有淋巴细胞、浆细胞浸润伴纤维化改变,以IgG4或IgG阳性浆细胞比≥40%,或IgG4阳性浆细胞数量>10个/HP。同时应注意鉴别肉芽肿性血管炎和恶性淋巴瘤等疾病。确诊标准需符合以下任意一项:(1)+(2)+(4)①+(5);(1)+(3)+(4)①,②;(2)+(3)+(4)①,②;(2)+(3)+(5)。

目前该病治疗以激素为主,推荐泼尼松剂量每日0.6 mg/kg,维持2~4周,3~6个月后逐渐减量至5 mg/d,2.5~5 mg/d维持3年。激素的用量可依病情、血清学、影像学表现等进行调整。对于反复发作、难治的患者可尝试应用利妥昔单抗(抗CD20),每次静脉给药1 g,每15日1次,总共2次。另外有研究提示,在以下情况下可考虑激素联合免疫抑制剂治疗:①如果病情活动而不能递减激素时应该联合免疫抑制剂;②小剂量激素维持时病情复发者;③多器官受累,病情较重的患者起始治疗时也可加用免疫抑制剂联合治疗。免疫抑制的药物可选用硫唑嘌呤、吗替麦考酚酯、甲氨蝶呤、他克莫司、环磷酰胺等。

IgG4相关性肾病中医无相应病名,根据其临床演变过程,可归属于中医学"虚劳""肾衰竭""关格"等范畴,多因禀赋不足、饮食失节、劳累过度、环境等因素导致脏腑功能失调而致病。本病涉及脾、肾两脏,临床以本虚标实证居多。脾气亏虚,运化失职,痰湿内阻,可出现消瘦、疲乏、肢体困倦、纳差;痰湿瘀阻于肾脏、颌下等,则见双肾肿大、颌下肿物;肾虚固摄无权,精微下注则见腰膝酸软、尿浊;痰湿浊毒之邪不降,久则格拒不纳则可出现关格等证候。

二 经典医案

黄某,男,52岁,于2013年4月17因"疲倦乏力8月,体重下降4月,加重1周"就诊。患者8个月前无明显诱因下出现疲倦乏力,伴双眼睑轻度浮肿,尿量可,尿色淡黄,排尿无不适,至广东省中医院门诊就诊,查血肌酐121 umol/L,胱抑素C 1.58 mg/L,尿常规正常,诊断为"肾功能不全查因",间断服用中成药治疗。其后多次抽血检查提示肌酐进行性升高,尿常规提示潜血+~++,尿蛋白阴性。4个月前,患者开始出现体重下降,约3kg。近1周因疲倦乏力症状加重,且肾功能损害原因不详,遂就诊于刘旭生教授。患者既往慢性下颌腺炎病史,否认其他病史和过敏史。

初诊:神清,精神疲倦,口干口苦,少许腰酸,声音沙哑,颜面及双下肢无浮肿,无胸闷心悸,无腹痛、腹泻等不适,纳眠可,尿量可,夹少许泡沫,大便调。舌淡暗,苔黄偏腻,脉沉细。体格检查:形体消瘦,双颌下各可触及一大小4 cm×2 cm的肿块,边界清,活动度可,余体格检查未见异常。辅助检查:肝功能检查显示总蛋白100 g/L,白蛋白35.5 g/L,球蛋白64.5 g/L(近半年门诊两次肝功能检查提示球蛋白波动于55~60 g/L),白蛋白/球蛋白0.6;肾功能检查显示尿素氮17.48 mmol/L,血肌酐305 umol/L,二氧化碳结合力17.9 mmol/L,尿酸557 umol/L;血钙1.98 mmol/L,血磷1.73 mmol/L;免疫检查显示IgG 44.7 g/L,C3 0.59 g/L;尿液分析显示潜血+,蛋白质±;24 h尿蛋白定量533 mg。血常规、PTH、肿瘤标志物、自身免疫抗体检查、血管炎、血尿免疫固定电泳、骨ECT、扁骨X线、骨髓细胞学检查及病理活检检查等均正常;泌尿系统CT检查示双肾形态饱满;颌下腺彩超显示双侧颌下腺弥漫性改变,血供丰富;颌下腺病理活检显示颌下腺慢性炎(考虑IgG4相关慢性涎腺炎可能);肾穿刺活检病理显示小管间质性肾炎,间质大量浆细胞浸润;免疫荧光结果提示IgG4阳性浆细胞数及强度大于IgG1阳性浆细胞数(大于总数50%)。明确诊断为"IgG4相关性肾小管-间质肾病"。治疗上,予甲泼尼龙24 mg/d抑制免疫,同时加强护胃补钙治疗。中医方面,刘旭生教授考虑为肾衰竭,辨证为气虚痰湿瘀阻。拟方如下:

党参15 g,白术15 g,茯苓15 g,山药20 g,炒扁豆15 g,陈皮5 g,薏苡仁20 g,砂仁5 g(后下),土茯苓20 g,昆布15 g,丹参15 g,桃仁10 g,甘草5 g。

二诊(2013年5月6日):患者疲倦乏力症状改善,纳眠可,体重稳定无下降,尿量每

日约 1 500 mL,夜尿 1~2 次,大便稍干结,舌淡嫩,苔薄白,脉细滑。中药处方在前方基础上加减。拟方如下:

太子参 15 g,白术 15 g,茯苓 15 g,山药 15 g,女贞子 15 g,陈皮 5 g,薏苡仁 20 g,砂仁 5 g(后下),土茯苓 20 g,昆布 15 g,丹参 15 g,桃仁 10 g,甘草 5 g。

2013 年 5 月 28 日复查血肌酐降至 161 umol/L。2013 年 6 月 26 日血肌酐降至 151 umol/L,球蛋白降至 27.2 umol/L,尿常规(-),患者复诊时颌下腺肿物明显缩小,自觉无不适。激素规律减量,中药加强益气健脾补肾之效。拟方如下:

党参 15 g,白术 15 g,茯苓 15 g,黄芪 20 g,女贞子 15 g,山萸肉 5 g,薏苡仁 20 g,芡实 20 g,蒲公英 15 g,防风 10 g,丹参 15 g,甘草 5 g。

此后患者规律于刘旭生教授门诊随诊,激素规律减量至 2014 年 10 月停用(总疗程为 1 年半),中药按上方继续调理。随访至 2015 年 6 月,血肌酐降至 139 umol/L,球蛋白正常,颌下腺肿物消失,患者无不适。

三 解读

参苓白术散出自宋代太平惠民和剂局编写的《太平惠民和剂局方》,以益气健脾渗湿为主要功效。本方药性平和,温而不燥,刘旭生教授临证时善于用此方治疗脾气亏虚诸症。

患者初诊时,消瘦、疲倦乏力、体重下降、舌淡、脉细均为脾气亏虚之象。脾居中宫,执中央以运四旁。脾气亏虚,运化失常,且患者久居岭南湿热之地,湿邪胶结难解,酿成痰湿瘀阻于颌下而致肿物进行性增大;肾为先天之本,脾为后天之本,中土亏虚无以滋养先天之肾,以致水肿、腰酸、泡沫尿诸症。刘旭生教授针对这一证型,提出"益气健脾补肾,祛湿化痰活血"的治疗大法,选用参苓白术散为底方以益气健脾渗湿,土茯苓清热利湿,昆布消痰散结、利水祛湿,丹参、桃仁活血化瘀。

二诊时,患者因使用大量的糖皮质激素,耗伤阴液,渐成气阴两虚之证,刘旭生教授在前方基础上,易党参为太子参,并加用女贞子加强补肾益气养阴之效。其后,患者激素逐渐减量,肾功能逐渐好转,肿物逐渐消退,刘旭生教授在上方中合用玉屏风散以益气固表,防止激素使用过程中外感的发生,同时酌加蒲公英清热解毒以制补益药物之温燥,另外结合现代药理研究,蒲公英具有预防抗感染之效。

四 经验介绍

刘旭生教授强调,对于 CKD 患者,或许并不是普通的慢性肾衰竭,如无明显禁忌症,尽可能行肾穿刺活检术。特殊类型的小管间质性肾炎可能是全身性 IgG4 相关性疾病的一部分。如果在影像学检查发现肾脏包块或肾脏肿大,有高球蛋白血症、低补体血症或肾外炎性包块病史的患者中,如出现肾小管间质富含浆细胞,应警惕是否有这种疾病,如有可能,应进行 IgG4 免疫染色。此类疾病激素治疗有效,预后尚可,但容易复发,需注意长期随访。

IgG4 相关性肾病为少见病,随着检验技术的发展和人们对本病认识的加深,日后报道的病例将会越来越多,其治疗的经验亦逐渐累积。中医方面,刘旭生教授认为可参照"肾衰竭"的治疗,为本虚标实之证,当重视健脾以补肾。脾为后天之本,气血生化之源,五脏六腑皆禀气于脾;肾为先天之本,需靠后天之本来充实濡养;脾气亏虚,肾脏则无以生气。临证中多选用参苓白术汤、四君子汤等作为基本方进行加减。另外,刘旭生教授主张辨证与辨病有机地结合起来,本病是一组免疫介导的、系统性的、炎症纤维化的疾病,受累的脏器以肿胀增大为主,与中医学的痰湿瘀阻之证相符合,治疗上多选用昆布、海藻、薏苡仁等祛湿化痰软坚,桃仁、丹参、田七、牛膝等活血化瘀,而昆布及桃仁还具有降尿毒的作用,可减少肾衰竭患者毒素的堆积。

刘旭生教授认为日常的饮食调护也一样重要,所谓药食同源,药物治疗及饮食调养均有其适应证与禁忌证。IgG4 相关性肾病的患者饮食应以清凉、甘甜、易于消化为佳,忌食辛辣、易化生痰湿食物,如公鸡、虾、蟹、牛肉、羊肉、鹅等食品,以免助火生热,加重病情。因本病患者激素使用初期易耗气伤阴,可予食疗辅助治疗,宜多食鲫鱼、赤小豆、五指毛桃、麦冬等食物;疾病后期,在激素小剂量维持过程中治以脾肾气虚为主,宜选用母鸡、莲子、芡实、山药、黄芪、冬虫夏草等作为食疗药物。

第十三节　ANCA 相关性肾炎

一　疾病概述

ANCA 相关性肾炎是一类以肾脏受累为主要表现的小血管炎性自身免疫性疾病,常表现为严重肾功能损害,甚至急性肾衰竭,进展到终末期肾脏病(ESRD)且多伴有多个器官和系统损害,起病急,病情进展快,病死率高,是最近 10 年发病率呈现上升状态的肾脏疾病,早期的正确诊断,合理的治疗是改变病情预后的关键。

ANCA 相关性肾炎主要表现为肾脏损害和肾外损害。肾脏损害主要表现为①血尿:活动期多表现为血尿,但多为镜下血尿,可见红细胞管型;缓解期患者血尿消失;②蛋白尿：多有程度不等的蛋白尿；③肾功能损伤：肾功能受累常见，半数以上表现为急进性肾小球肾炎，少数患者可有少尿和高血压。

肾外表现为不规则发热、皮疹、关节痛、肌肉痛、体质量下降、腹痛和消化道症状等小血管炎症状；同时肺是除肾脏外最易受累的器官。肺出血占小血管炎患者的 30%～50%。肾与肺受累严重程度一致。表现为哮喘、血痰或咯血，X 线示肺泡出血征象，患者可有严重的呼吸困难，甚至呼吸衰竭，患者可死于咯血。除可累及下呼吸道外，也常侵犯上呼吸道引起鼻窦炎等；肾外表现还有耳受累，出现耳鸣、中耳炎、神经性听力下降；眼受累表现为虹膜睫状体炎、巩膜炎、色素膜炎等。生殖系统受累可表现为睾丸炎。

实验室检查可包括①血常规：多有正细胞正色素性贫血，白细胞、血小板、嗜酸性粒细胞可增高；②尿常规：镜下以畸形红细胞为主，可伴红细胞管型，伴程度不等的蛋白尿；③血液检查：血沉增快，≥100mm/h，C 反应蛋白可呈阳性，γ 球蛋白增高，类风湿因子阳性。ESR 和 CRP 与病情活动相关。④肾功能不同程度损伤：血肌酐、尿素氮升高；⑤特异性检查：血 ANCA 是原发性小血管炎诊断、监测病情活动和预测复发的重要指标。C－ANCA（胞质型 ANCA）阳性多见于韦格纳肉芽肿（WG），靶抗原为蛋白酶－3（PR3）；P－ANCA（环核型 ANCA）阳性多见于显微镜下型多血管炎（MPA），靶抗原为髓过氧化物酶（MPO）。

中医认为，根据 ANCA 相关性肾炎所表现的临床表现，可将其归于在中医学所说的血尿、水肿、腰痛、虚劳、肾衰竭等范畴。ANCA 相关性肾炎是由于先天禀赋不足，复因饮食失节、感受风、寒、湿、毒邪等致脾胃之气损伤；后天无以补益先天，脾肾亏虚，运化失司导致水湿内蕴，日久酿生湿浊，浊毒留于机体，气机不畅而致瘀血内阻。因此本病病机错综复杂，既有正气的亏虚，又有实邪蕴阻，属虚实交杂之证。

二　经典医案

邹某，女，60 岁，2015 年 11 月 27 日因"疲倦纳差 2 月"初诊。患者 2 个月之前开始出现疲倦乏力，纳差，无恶心呕吐，消瘦，体重下降，遂去当地医院就诊，查血红蛋白 47 g/L，血肌酐波动于 305～437 umol/L，尿常规显示潜血＋＋，蛋白±，24 h 尿蛋白定量为 590 mg，甲状旁腺激素 108 pg/mL，胸部 X 线片提示未排除肺结核。诊断为慢性肾衰竭，予以护肾排毒、输血等对症处理，疲倦、纳差症状改善不明显。患者为求进一步系统诊治，遂来刘旭生教授门诊就诊，查血肌酐上升至 681μmol/L，诊断为 CKD 5 期，建议其入院系统诊治。患者既往强直性脊柱炎，间断口服止痛药物，现腰部活动受限，否认其他病史。

初诊时患者神清，面色苍白无华，倦怠乏力，纳差，恶心欲呕，稍腹胀，无腹泻，时有咳嗽咳痰，痰中带血丝，眠可，尿量可，尿色淡黄，夜尿 1～2 次，大便少，舌淡嫩，边有齿印，苔薄白微腻，脉沉细滑。体格检查：血压 158/84 mmHg，贫血貌，形体消瘦，甲状腺不大，心率 95 次/分,律整,双肺呼吸音粗,可闻及少量湿啰音,腹平软,全腹无压痛反跳痛,腰椎生理曲度消失,肝肾区无叩击痛,颜面及双下肢无浮肿。查血常规显示白细胞计数 7.8×10^9/L,血红蛋白 59 g/L,血小板计数 411×10^9/L;尿常规显示尿潜血+++,尿蛋白-,镜检下尿红细胞计数为 126.87 个/uL;血肌酐为 893 umol/L;C-反应蛋白 78.7 mg/L,降钙素原 0.917ng/L;ANCA 组合 MPO(+),p-ANCA(+);胸部 X 线片显示双肺多发渗出,左肺上叶为著,考虑为肺泡积血。综合患者的病史、症状、体征和辅助检查,诊断为 ANCA 相关性肾炎。西医治疗上,因患者无法配合行肾穿刺活检术,家属因经济原因,拒绝血浆置换治疗,予以血液透析,同时采用甲强龙(0.5 g/d,3 d)联合环磷酰胺(0.4 g/d,2 d)冲击治疗,后改为足量激素抑制免疫,同时予降血压、纠正贫血、抗感染、提高免疫力等对症处理。中医诊断为肾衰竭,刘旭生教授辨证为脾虚湿蕴,以健脾渗湿、降逆止呕为法,予以吴茱萸热敷胃脘部温中理气。拟方如下:

法半夏 15 g,茯苓 15 g,藿香 15 g,紫苏叶 15 g,陈皮 10 g,生姜 10 g,黄连 5 g,炒麦芽 30 g,甘草 5 g。

二诊(2015 年 12 月 4 日):患者已完成激素及环磷酰胺冲击治疗,精神好转,疲倦症状明显减轻,胃纳改善,无咳嗽咯痰,无咯血,无恶心呕吐等不适,颜面潮红,易兴奋,尿量可,大便成形,日一行,舌暗红,少苔,脉滑数。复查血常规显示血肌酐 689μmol/L,尿红细胞 78.86 个/uL,血红蛋白 75 g/L,C-反应蛋白 19.6 mg/L。辨证考虑为脾肾气阴两虚血瘀。拟方如下:

太子参 20 g,黄芪 20 g,山药 15 g,茯苓 15 g,女贞子 15 g,陈皮 10 g,蒲公英 15 g,熟地黄 15 g,菟丝子 15 g,丹参 15 g,桃仁 10 g,甘草 5 g。

以此方案连服 1 个月,患者精神转佳,疲倦乏力消失,胃纳正常,门诊维持规律血液透析,激素规律减量,每月定期返院行 CTX 冲击治疗。中药继续守前法治疗,随症加减黄芪、党参、芡实、白术、蒲公英、芡实、牛膝、蛇床子、穿山龙等品。

三诊(2016 年 11 月 22 日):醋酸泼尼松已减量至停用,环磷酰胺累积剂量 8 g。患者精神可,面色红润,劳累后易疲乏困倦,有时腰膝酸软,余无不适,纳眠可,尿量可,大便调,舌淡暗,苔白微腻,脉沉细。多次复查 MPO(-),p-ANCA(-),CRP 正常,胸部 CT 提示肺泡积血消失。考虑激素免疫抑制疗程已足,予以停用,因肾功能无法恢复,继续门诊维持规律血液透析治疗。嘱患者无不适时可停服中药汤剂。食疗方面,可予党参 20 g,百合 20 g,薏苡仁 20 g,黄芪 20 g,炖鸡(1/4 只)服用,或者芡实、薏苡仁煮粥保健调养。

三 解读

该患者初诊时以疲倦、纳差、恶心呕吐等消化道症状为主,舌淡嫩,边有齿印,苔薄白微腻,脉沉细滑。刘旭生教授认为此为脾虚湿蕴之证。脾主运化,脾气健运则水液得化以滋养机体,脾气亏虚,则中焦水湿无以运化,渐成湿浊困于中焦,表现为恶心呕吐、纳差;湿浊困于四肢则身重,蒙蔽清窍,阻碍清阳之气上升则困倦。刘旭生教授针对这一辨证,提出了健脾益气,淡渗利湿之法,治以二陈汤加减。方中茯苓健脾益气;法夏、生姜温中化湿,降逆止呕;藿香、紫苏叶为芳香温燥之品,可开窍醒脾,化生肌肤表层水湿,则纳差、身重困倦等症得以进一步改善;在用药过程中,又恐法半夏、生姜等温燥之品耗伤阴液,故加少量黄连清热,体现了中医上制性存用的用药智慧。

二诊时,患者已明确诊断为 ANCA 相关性肾炎,需积极给予激素免疫抑制治疗。经治疗后,患者精神明显改善,不适症状逐渐减轻,面色潮红,易兴奋,舌暗红,少苔,脉滑数。刘旭生教授认为,大剂量激素及免疫抑制剂为阳刚之品,易耗气伤阴,结合患者临床症状及舌脉象,调整为益气养阴、活血化瘀之中药汤剂口服,处方以参芪地黄汤加减。中药在此处的作用为增效减毒,为西医的治疗保驾护航,使其能顺利完成免疫抑制疗程。在激素减量过程中,阴虚症状逐渐减轻,气阳亏虚症状渐显,易太子参为党参,黄芪加量,随症加减用药。

随访 1 年,患者顺利完成激素及免疫抑制治疗,病情好转稳定,治疗过程中未出现重症感染、骨髓抑制、严重消化道症状等副反应。因肾功能无法逆转,其后维持规律血液透析治疗。刘旭生教授认为透析患者若无特殊不适,可减少中药汤剂口服,调整为健脾补肾的中药食疗方调养身体。

四　经验介绍

在 ANCA 相关性肾炎的治疗当中,最经典的治疗是糖皮质激素联合细胞毒药物,两者联合治疗有效提高了生存率。但长期大量使用糖皮质激素及免疫抑制剂可诱发和加重感染,引起脂质代谢和水盐代谢紊乱,并引发消化系统疾病及骨质疏松、骨髓抑制等副作用。

合并抗 GBM 抗体、严重肺出血或表现为急性肾衰竭起病时依赖透析者,则建议血浆置换治疗。近年生物靶向治疗在 ANCA 相关性肾炎治疗中取得了显著疗效,显示了良好耐受性,是未来的主要研究方向。

刘旭生教授认为,在 ANCA 相关性肾小球肾炎的防治中,中西医治疗各有优缺。中医药可缓解临床症状,增强体质,但对于抑制局部免疫炎症反应效果欠佳;而西医运用免疫抑制剂对减轻肾脏免疫炎症损伤有确切的疗效,但长期、大量地使用免疫抑制剂及细胞毒药物减弱了机体的免疫能力,容易诱发感染或使体内潜在感染灶扩散,是本病复发及加重的重要因素。刘旭生教授认为最佳的方案是将中西医治疗方法结合起来,取长补短,达到增效减毒的作用。针对本病的中西医病因病机,提出补益脾肾、调节免疫的治疗原则。一方面强调补益脾肾以扶助正气,增强抗病能力,缓解临床症状;另一方面着重调节异常的免疫反应,既要恢复黏膜免疫屏障的正常功能,加强病原体抗原的清除能力,又要抑制体液免疫与细胞免疫的过度活化,减轻局部炎症反应,保护受损的肾组织。

在这一原则的指导下运用以黄芪、党参、白术、菟丝子、山药等补益脾肾、增强免疫力为主。黄芪为扶正固本的常用中药,传统中医学认为其具有补气升阳、益卫固表,利水退肿的作用;黄芪主要含有皂苷类、黄酮类、多糖类化合物。现代药理研究认为其具有抗病毒、增加免疫功能、抗菌、抗病毒的作用。菟丝子为一种种子类药,质重而沉降,入脾肾气分;种子兼具封藏及生发之特性,故既能补益,又能固精;其性温质润,为体阴用阳之妙药,诚如《本草汇言》所言,"菟丝子,补肾养肝,温脾助胃之药也。但补而不峻,温而不燥,故入肾经。虚可以补,实可以利,寒可以温,热可以凉,湿可以燥,燥可以润"。从现代药理学角度来说,菟丝子不仅具有免疫调节及清除超氧阴离子自由基的作用,还能改善射线造成的肾近曲小管的纤维增生及线粒体损伤,提高肾内羟化酶活性,因此可用于保护肾功能,对抗长期、大量使用糖皮质激素所引起的骨质疏松及肾上腺皮质功能不全,减轻激素的不良反应。

另外,由于 ANCA 相关性肾小球肾炎是一类以肾脏受累为主要表现的小血管炎性自身免疫性疾病,免疫紊乱是该病的主要病机,除了最经典的治疗方法——糖皮质激素联合细胞毒药物之外,根据一些重要的现代药理研究显示一些中药具有激素和免疫抑制剂样作用,同样可以达到调节免疫,延缓疾病进展的目的,如雷公藤制剂、昆仙胶囊、昆明山海棠片等,同时中药汤剂中可同时选用具有类似作用的药物,如苦参、黄芩、穿心莲、蛇床子、山豆根、穿山龙、夏枯草、天花粉等,可抑制体液及细胞介导的免疫反应,使病变减轻。

除了药物的治疗之外,在平常的生活当中,刘旭生教授还特别重视日常饮食调护,他常引用王凯均的话:"长病与高年病,大要在保全胃气,保全胃气在食不在药,倘其力能食时,宁可因食而废药,不可因药而弃食。"此乃对饮食疗法重要性的论述,脾胃为后天之本,气血生化之源,五脏六腑皆禀气于脾胃。脾胃一虚,诸脏皆无生气。当患者经治疗后处于病情稳定,激素缓慢减量至完全停用或长期小剂量服用的阶段时,可停服中药,改为饮食治疗。常用黄芪、芡实、薏苡仁、百合等食材,既可煲汤,亦可煮粥,根据患者饮食爱好煎煮,此亦为补益脾肾、固涩肾精之法,取材方便,更容易被患者所接受。

第十四节　良性小动脉性肾硬化

一　疾病概述

良性小动脉肾硬化是一种主要由慢性原发性高血压所致的,以肾血管硬化为特征的肾脏疾病。临床首先出现夜尿增多、蛋白尿、肾小管功能损害先于肾小球功能,随着病情的发展,肾小球功能逐渐受损,出现程度不等的氮质血症。良性小动脉性肾硬化在中医学文献中并没有对该病的直接记载和论述,但是依据主要的临床表现可归属于中医学"眩晕""水肿""尿浊""关格"等范畴。

二　经典医案

汤某,男,62岁,于2010年8月24日因"发现肌酐升高"前来就诊,既往高血压病病史10余年,服氯沙坦钾片、苯磺酸左旋氯地平片,血压控制在140/80 mmHg以下,7月23日查尿蛋白+、尿潜血+、血肌酐115 umol/L,当时症见偶有头晕,腰酸痛,眠欠佳,夜尿0~1次,双下肢无浮肿。中医诊断为尿浊,辨证为脾肾气虚,湿热瘀阻,予以补脾益肾,清热利湿,佐活血行瘀。拟方如下:

山茱萸15 g,熟地黄15 g,山药15 g,茯苓15 g,郁金10 g,太子参20 g,黄芪30 g,王不留行15 g,杜仲15 g,桑寄生15 g,丹参15 g,菟丝子15 g。

配合三芪口服液每次1支,每日3次。

二诊:前症减轻,无头晕,仍腰酸痛,眠一般,夜尿0~1次,大便每日2次,质可。双下肢无浮肿。舌暗红,苔薄白,脉沉。中药在前方基础上去郁金,加女贞子,继续配合三芪口服液每次1支,每日3次。随访1年后,血肌酐可降至95μmol/L。

三　解读

刘旭生教授认为,患者为老年男性,年老肾虚,肾中精气不足,摄纳失施,精微物质下泄,形成蛋白尿;肾藏精,主封藏,若肾精气亏虚,腰府失其濡养、温煦,可致腰酸痛。加之患者高血压病病史十余年,久病体虚,尤伤脾胃,脾胃虚弱,脾气虚则清阳不升,可见眩晕。本病为慢性原发性高血压所致的肾脏疾病,患者目前还属于早期阶段,病机主要以脾肾气虚为主,故其治疗首先应"补其不足,不可损其有余",故治疗当予补脾益肾为先,刘旭生教授善用六味地黄汤加减,用熟地黄滋阴补肾,填精益髓;山萸肉补养肝肾,兼能涩精;山药补益脾阴,亦能固精;茯苓淡渗脾湿,助山药之健运。患者头晕乃脾肾气虚,清气不能上荣清窍之象,予黄芪、太子参增强益气之效;腰酸痛则为脾气不升,水液运化失司,瘀阻经脉,不通则痛,予杜仲、桑寄生补肝肾、强筋骨,郁金、丹参活血行瘀;患者有夜尿,乃肾气不固之象,可予以菟丝子固肾缩尿,夜尿改善,则睡眠则好转。

四 经验介绍

刘旭生教授认为,对于良性小动脉性肾硬化患者应注意监测其血压及关注患者尿蛋白变化情况,一方面可以评价其疗效,另一方面可以严密监测病情变化。在良性小动脉肾硬化的治疗中,刘旭生教授特别重视"从脾论治,以后天养先天",认为调理"胃气"是治疗多种慢性疾病的共同大法,正如《脾胃论》云:人之百病皆由脾胃衰而生也。虽然良性小动脉肾硬化病位主要在肾,但在治疗中以"调理脾胃,顾护胃气"为重,调中焦而润四旁。

临床治疗此病,以补脾益肾为治疗大法,创立补脾益肾方。基本药物由党参、黄芪、白术、淮山药、茯苓、山萸肉、何首乌及淫羊藿组成。方中以黄芪益气扶正,淫羊藿、何首乌、山萸肉补肾,党参、白术、淮山药、茯苓健运脾胃,诸药合用,共奏补益脾肾之功。临证时根据不同的临床症状予以加减,如夜眠差者,加茯神、夜交藤、合欢皮等宁心安神;如腹胀者,加佛手、木香、枳壳等理气和胃;如纳差者,加谷芽、麦芽、山楂等开胃消食;如夜尿频多者,加金樱子、益智仁等固肾缩尿;若湿浊明显者,加大黄炭化湿通便;若血瘀明显者,加桃仁活血行瘀。

对于良性小动脉性肾硬化的患者,疾病阶段的不同治疗方案也是存在一定差异的。在早期的患者中,临床症状以头晕、头痛等症为主,此期患者多属肝肾阴虚,治疗当以补益肝肾为主,中药多选用桑寄生、杜仲、牛膝、枸杞子、女贞子、旱莲草等。当患者出现夜尿增多、蛋白尿、水肿等症,则以固护肾气为主,中药多选用金樱子、芡实、益智仁等益气固肾,配合黄芪、党参、白术、茯苓益气健脾,"四季脾旺不受邪",增强机体抵抗力,减缓疾病进展。若疾病持续进展,发展至 CKD4~5 期,则以温补肾阳、排出浊毒为主,中药多选用淫羊藿、何首乌、肉桂、补骨脂、附子等温肾助阳,兼以大黄、肉苁蓉、桃仁、火麻仁等泄浊通便,以期达到最大程度地延缓肾衰竭进展,推迟进入替代治疗时间。

第十五节 肾淀粉样变性病

一 疾病概述

淀粉样变性病是一种有淀粉样蛋白在组织内沉积引发的疾病,可累及多个系统及脏器,少数情况下仅发生在某一组织,累及肾脏者称为肾淀粉样变。肾淀粉样变的临床特点:中老年起病,肾病综合征为主要表现,血尿不突出,治疗反应差,易发展为肾功能不全及多系统受累(如巨舌、皮疹、肝脾大、胃肠道功能异常、心肌肥厚、低血压等),晚期可发生肾衰竭。

由于肾淀粉样变是现代医学的病理概念,故中医学文献中没有对该病的直接记载和论述。但是依据主要的临床表现可归属于中医学"水肿""虚劳"等范畴。中医学认为,本病以脾肾功能失调为重心,阴阳气血不足,尤其阳气不足乃病变之本;以水湿、湿热、瘀血阻滞为病变之标,表现为虚中夹实之证;而且易感外邪,也常因外感而加重病情,如病情迁延,正气愈虚,邪气愈盛,日久则可发生癃闭、肾衰竭等病。

二 经典医案

龙某,女,53岁,因"反复乏力伴活动后气促近1年,双下肢浮肿5月余"于2015年10月8日入院。患者因"乏力、活动后气促,双下肢浮肿"在2015年5月曾至外院就诊,查24 h蛋白尿波动在3.2~4.3 g,血白蛋白17.17 g/L,血清游离轻链λ 59.9 mg/L;轻链κ 8.68 mg/L;尿液游离轻链λ 45.9 mg/L,轻链κ 66.8 mg/L,行肾穿刺活检后病理符合淀粉样变肾损害(AL型)。入院前已予以激素+反应停控制原发病治疗约2个月后效果不佳,为求中医治疗入院。入院症见精神疲倦,双下肢浮肿,活动后气促,纳差乏力,畏寒,眠差,小便可,尿中夹泡沫,长期便秘,7~10日1次。舌淡暗,苔白腻,脉沉细。

实验室检查:尿蛋白+++;尿蛋白/尿肌酐比值4.45 g/g;血免疫球蛋白轻链κ 1.17 g/L,血免疫球蛋白轻链λ 0.7 g/L;尿免疫球蛋白G78.7 mg/L,尿免疫球蛋白轻链κ 22.5 mg/L,尿免疫球蛋白轻链λ 20.6 mg/L,尿β微球蛋白2.11 mg/L,尿白蛋白2 320 mg/L,尿α1微球蛋白21.6 mg/L,尿转铁蛋白158 mg/L;尿转铁蛋白158 mg/L;24 h尿蛋白2 344mg。

中医诊断为水肿(脾肾阳虚,湿热瘀阻),治以温补脾肾,清热利湿,活血化瘀。拟方如下:

桂枝15 g,肉桂2 g(后下),茯苓皮30 g,黄芪60 g,陈皮5 g,金樱子20 g,甘草3 g,泽兰15 g,桃仁10 g,赤芍15 g,淫羊藿20 g,玉米须20 g,黄柏15 g,有瓜石斛15 g。

配合参麦注射液、三芪口服液及加味阳和汤颗粒。

2015年10月15日查房,患者仍诉乏力,纳差,双下肢浮肿、气促较前减轻,时有腰酸腰痛,稍畏寒,便秘。舌暗红,苔干,脉沉细,尺脉弱。

柴胡15 g,桂枝15 g,干姜30 g,龙骨30 g,牡蛎30 g(先煎),茯神30 g,白术60 g,炙甘草15 g,红参30 g,磁石30 g(先煎),大枣10 g,肉苁蓉20 g,桃仁10 g,黄芩10 g,砂仁10 g

（后下）。

2015 年 10 月 22 日，患者精神可，乏力纳差、畏寒均好转，双下肢轻度浮肿，无气促、腰酸腰痛，眠可，二便调，予以出院，出院后继续予以原方加减治疗。

三　解读

刘旭生教授认为此病的根本病机是脾肾阳虚，湿热瘀阻。患者入院前曾予激素+反应停控制病情，但激素乃大辛大热之品，竣补太阴、少阳之品，激素长期应用后易伤真阴，耗元气，故见纳眠差，便秘等热象；而肾精不固则下泄形成蛋白尿；精神疲倦、畏寒、乏力、脉沉细为脾肾阳虚，机体失于温煦之象；肾气亏虚，水湿运化失司，泛滥肌肤，见于双下肢浮肿；水停心下，发为气促；久病体虚，气血运化不畅，瘀阻脉络，故见舌淡暗。

因此，对于此患者的治疗，基于精神疲倦、畏寒、乏力、双下肢浮肿、气促等一派脾肾阳虚之象，中药以温补肾阳为主，佐以清热利湿，活血化瘀。刘旭生教授用黄芪、桂枝、肉桂、淫羊藿益气温阳，金樱子固肾缩尿减少尿蛋白，患者双下肢浮肿明显，舌白腻为湿浊中阻之象，与茯苓皮、泽兰、玉米须利水消肿，配以黄柏清利湿热；另再予以桃仁、赤芍行瘀排出浊毒；激素长期使用易耗伤真阴，则予石斛滋阴减少激素副作用，最后刘旭生教授不忘顾护脾胃，予陈皮、甘草理气健脾、调中。

2015 年 10 月 15 日查房，患者气虚较重，兼有血瘀，定位在心、脾、肾，方选补中益气汤加减。可在原方基础上去升麻，柴胡加量，加菟丝子、山萸肉补肾、兼以降尿蛋白，肉苁蓉补肾通便，加砂仁醒脾开胃。睡眠差，加茯神宁心安神；同时加当归、丹参以活血化瘀。患者目前脾虚为主，应以补益后天之本为主，所谓"四季脾旺不受邪"，扶助正气以驱邪外出，或可收效以祛本病。

四　经验介绍

肾淀粉样变临床主要表现为肾病综合征，以水肿为多见，属于中医学"水肿""虚劳"等范畴，《景岳全书·肿胀》云："凡水肿等证，乃肺、脾、肾三脏相干之病，盖水为至阴，故其本在肾"，刘旭生教授认为其核心病机是因虚致损，即肾虚不固、脾虚不运，致使营阴受损。对于肾淀粉样变的患者，临床多以糖皮质激素治疗，而刘旭生教授认为激素乃大辛大热之品，竣补太阴、少阳之品，大剂量激素长期应用后易伤真阴，耗元气，减量停用后，患者真元亏虚，肾精不固而重新下泄，造成疾病反复，故在中医治疗方面，治以厚脾土，固真元为关键。

针对这一类患者,刘旭生教授将辨证辨病相结合,首先当以固真元为主,若症见面部浮肿,形寒肢冷,治以温补肾阳为主,方用右归丸加减;若病至后期,患者症见水肿反复发作,精神疲惫,腰酸,口干口苦,舌质红,脉细弱等,乃肾阳久衰,阳损及阴,出现肾阴亏虚之象,故方用左归丸加减以滋补肾阴。其次,治疗上不忘厚脾土,善用山药补脾养胃,滋肾养阴;茯苓健脾渗湿;白术和中益气,健脾利水;薏苡仁健脾消肿,利水消肿等。

在治疗肾淀粉样变时,刘旭生教授多用雷公藤替代西医免疫抑制剂,雷公藤是目前研究最为成熟的重要免疫抑制剂,当其他免疫抑制剂无效时,改用或配用雷公藤可能有效,但雷公藤也具有一定的毒副作用,因此在应用雷公藤这一药物时,随着患者的症状得以改善,适当地减少用药剂量。

第十六节　肾小管酸中毒

一　疾病概述

肾小管酸中毒(renal tubular acidosis,RTA)是由于近端肾小管对碳酸氢盐离子的重吸收障碍和(或)远端肾小管分泌铵或氢离子的能力受损,造成机体酸碱平衡紊乱致高氯血性代谢性酸中毒的一组常见的临床综合征,是肾小管间质疾病常见的重要表现之一。本病的症状多样,无特异性,易被临床忽视造成误诊和漏诊。其临床表现以呼吸道感染居多,依次为四肢乏力、精神萎靡嗜睡、便秘呕吐、多饮多尿等。本病女多于男,约为2∶1,其主要表现:①酸碱失衡,如慢性高氯性酸中毒;②水、电解质紊乱,低血钾引起的有关症状,如无力、肢体麻痹等;③骨骼病变,骨脱钙引起的有关症状,如骨痛、骨骼变形等,X线检查发现骨密度减低;④尿路症状等。临床分为4型,Ⅰ型(远端)肾小管酸中毒(RTA)在儿童为家族性疾病,在成人则可能是继发或原发,继发以肾盂肾炎、干燥综合征多见。发病机制是远端肾小管功能缺陷致使泌氢能力下降,因之氢潴留引起酸中毒。主要特点是肾小管不能有效的酸化尿液(尿 pH>5.5,$CO_2CP<20$ mmol/L)。Ⅱ型(近端)肾小管酸中毒主要是近端肾小管重吸收碳酸氢离子障碍,多见于婴幼儿,大多伴发数种遗传性疾病,如 Fanconi 综合征、遗传性果糖耐受不良症、Wilson 病和 Lowe 综合征,维生素 D 缺乏症,慢性低钙血症合并继发性甲状旁腺功能亢进。近端肾小管回吸收重碳酸盐能力明显减退,致使大量重碳酸盐离子进入远曲小管,超过其吸收阈,碳酸盐因之随尿排出,血重碳酸盐减少,引起酸中毒。其特点是尿中排除碳酸盐离子占肾小球滤过量 15% 以上,pH 值

可降至 5.5 以下。Ⅲ型 RTA 是Ⅰ型与Ⅱ型 RTA 混合存在的类型。在发病机制上兼具两者的特点,但其远端酸化障碍较Ⅰ型严重。Ⅳ型肾小管酸中毒是由于先天性或获得性醛固酮分泌不足或肾小管对醛固酮反应不敏感所引起的代谢性中毒和高血钾症。常见于原发性盐皮质激素缺乏,低肾素低醛固醇血症,醛固醇耐受和继发性肾疾病伴小管分泌障碍和(或)高钾等。

中医学认为肾小管酸中毒属于"消渴""虚劳""痿症"的范畴,其病理机制以脏腑气阴受损为本,湿浊瘀阻为标。本病多涉及脾胃、肝、肾等脏腑,早期多见湿浊内阻,脾胃失调等标实为主的临床表现,后期则会发展至阴阳两虚等危重证候。中医药对于肾小管酸中毒具有一定疗效,尤其对于早期中医药介入治疗、改善内环境和促进肾功能恢复具有较好的作用,刘旭生教授对此有自己的见解和用药特点。

二 经典医案

谢某,女,38 岁,2014 年 01 月 14 日因"四肢乏力 10 年余"初次来诊。患者 2004 年因四肢乏力,疲劳,腰膝酸痛,就诊于中山医院,检查发现血钾偏低,诊断为"肾小管酸中毒",经过治疗(具体不详)后,患者症状稍有改善。此后患者因易疲劳,腰部酸痛,多次到当地医院就诊,均发现血钾偏低,辅查尿常规提示低比重尿,血肌酐波动于 85~1 105 umol/L 之间。外院肾穿刺活检结果提示肾小球轻微病变,伴局灶性硬化。2012 年 8 月彩超显示双肾结石(最大者为 4 mm×4 mm)。

初诊见易疲倦、烦躁,视物模糊,耳鸣,劳动后颈腰部酸痛,感口干无口苦,嘴唇干裂,咽干,咽喉痰多色白,眼干,食纳差,夜寐欠佳,小便可,大便两三天一次,量少质硬,舌暗红,苔少薄黄,脉沉细。体格检查显示血压 105/52 mmHg,轻度贫血貌,形体偏瘦,心率 73 次/分,心肺检查未见异常,四肢无浮肿。尿常规示尿潜血+;24 h 尿蛋白定量为 0.4 g;血常规显示血红细胞 $3.0×10^9$/L,血红蛋白 106 g/L;血尿素氮为 7.6 mmol/L,血肌酐 117 umol/L,血钾 3.3 mmol/L,血氯 109 mmol/L,血 HCO_3^- 为 19.5 mmol/L。

接诊后,刘旭生教授认为患者为青中年女性,无明显酸中毒而血钾偏低,且双肾结石提示高尿钙,可考虑Ⅰ型 RTA,肾小管酸中毒可由 SS 继发,且伴有关节酸痛、肠道便秘、口干等症状,患 SS 的可能性较大,病理结果提示肾小球轻微病变,可能为 SS 继发病变。因此可以完善抗 SSA 检查、抗 SBB 检查、唇腺活检等检查;西医诊断考虑肾小管酸中毒(继发可能性大),中医诊断为燥证,辨证属肝肾阴虚,治以滋肾补肝,养阴润燥。拟方如下:

生地黄 15 g,女贞子 15 g,白芍 20 g,北沙参 15 g,太子参 15 g,桃仁 15 g,决明子 20 g,火麻仁 15 g,蒲公英 20 g,葛根 20 g,玄参 15 g,茯神 20 g,甘草 5 g。

二诊(2014年1月21日):自诉感口干仍明显,嘴唇干裂较前有好转,余症如前。自身免疫抗体提示 ANA 阳性1:320,抗 SSA 强阳性,抗 SSB 强阳性,患者拒绝唇腺活检;临床诊断考虑①干燥综合征(原发可能性大),②肾小管酸中毒。拟方如下:

生地黄15 g,女贞子15 g,白芍20 g,北沙参15,太子参15 g,桃仁15 g,决明子20 g,肉苁蓉15 g,蒲公英20 g,葛根20 g,玄参15 g,茯神20 g,麦冬15 g,玉竹15 g,甘草5 g。

三诊(2014年4月1日):自诉疲倦乏力、颈腰部酸痛较前好转,仍有口干,但较前好转,大便通畅,睡眠改善,但因感冒有鼻塞等症状。复查血常规显示血红细胞 3.3×10^9/L,血红蛋白111 g/L;血尿素氮为6.2 mmol/L,血肌酐91 umol/L,血钾3.61 mmol/L,血 HCO_3^- 为21 mmol/L。拟方如下:

生地黄15 g,女贞子15 g,白芍20 g,北沙参15,太子参15 g,桃仁15 g,决明子20 g,大黄5 g(后下),首乌藤15 g,葛根20 g,玄参15 g,茯神20 g,麦冬15 g,玉竹15 g,射干10 g,甘草5 g。

患者此后继续在刘旭生教授门诊予以中西医结合治疗,以上方加减,症状逐渐好转,无明显口干,偶有腰酸,自诉疲乏症状明显改善,睡眠好转。复查肾功能指标显示血肌酐波动于82~95 umol/L,血钾波动于3.5~3.8 mmol/L。

三 解读

结合本病的病理机制,刘旭生教授认为,《理虚元鉴》曾曰"有先天之因,有后天之因,有痘疹及病后之因,有外感之因,有境遇之因,有医药之因",比较全面地归纳了虚劳病作的原因。而其病机正如《黄帝内经》云"邪虚正凑",虚劳的产生的原因不外乎内外因,患者由于先天不足或后天调摄不当,正气亏损,给予外邪可乘之机,且久病缠绵,加重脏腑气血阴阳的耗损,致使正越虚,邪越实。结合临床所见,常见的虚劳证型为脾肾不足,肝肾阴虚,脾肾阳虚等。

肾小管酸中毒的临床表现类似于中医虚劳中的"肾损",如肾主骨,肾生髓,肾主耳窍,肾精不足则劳动后颈腰部酸痛,关节酸痛,易疲倦,耳鸣,咽干等。肝肾同源,病损肝阴,肝阳偏亢,则烦躁易怒,视物模糊,两目干涩。脏腑传变,累及脾胃,运化受纳失调则纳差,胃阴受损则嘴唇干裂,便秘。正如《河间六书》云:自下而损者,一损损于肾,骨痿不能起床;二损损于肝,筋缓不能自收持;三损损于脾,饮食不能消克。若失治、误治则会阴损及阳,阴阳两虚,危及生命。总之,本病辨证为虚实交错,本虚为要,病位在肾,可及脾肝,涉及气血精津,疾病演变过程又会产生湿浊、瘀毒等病理因素,故本病以滋肾养肝,活血祛湿。一诊时,生地黄、女贞子补肝养肾,滋阴润燥,白芍能养血柔肝,收敛肝阳,西医药理认为可扩张小动脉,降低血压,又可保肝护肝。太子参、北沙参归脾胃,能益气滋阴,合决明子、火麻仁、桃仁能润肠通便,合葛根能升津解渴,久病入络,桃仁又可活血通络,蒲公英、玄参清热滋阴,茯神养心神。二诊患者仍觉口干明显,加用麦冬、玉竹滋阴养肺,中医强调肺主皮毛,故从养肺胃之阴气,可达滋润体表,口干等症状自然能缓解。

四 经验介绍

刘旭生教授认为,肾小管酸中毒发病率比较低,临床表现复杂,误诊率比较高,故临床上应该仔细询问病史,详细体格检查,完善尿 pH、电解质及血气分析等,必要时进行氯化铵负荷实验,顽固性电解质紊乱和难以纠正的酸中毒的患者应高度怀疑本病。肾小管酸中毒基本治疗原则是首先纠正病因,其次是治疗和预防并发症,纠正电解质紊乱。各型的发病机制不同,其治疗也有较大差别。对原发病主要是对症治疗,对于继发病变则主要是早期诊断和治疗原发疾病,在症状得到基本后,结合中医辨证论治。

刘旭生教授认为肾小管酸中毒辨证较为复杂,临证首当辨明虚实、标本之主次,先天者多见婴幼儿,继发者多见于成人,多以虚为主,兼夹水湿热邪,常见脾肾气阴亏虚,可见脾虚湿困、肾阴不足,下焦湿热、肝血亏虚,肝风内动,脾肾阳虚,水湿潴留等。刘旭生教授强调肾小管酸中毒中医治疗应以益气养阴为主,其中阴虚津亏临床表现最为多见,但临床辨证用药不宜一味滋阴润燥,需同时补肾益气,已达固肾摄精,同时肾气蒸腾,津液上承,阴液才能充足并滋润肢体及脏腑。临床刘旭生教授多采用四君合六味地黄丸加减。结合患者辨证多合并用方,如脾虚湿困合用参苓白术散等实脾饮等加减,若失治、误治则发展成阴阳两虚,表现为面色白,畏寒肢冷,腰膝酸软,口干少饮,舌淡红,脉细沉或数,治以金匮肾气丸加减。

中医药对改善和恢复肾小管功能的作用已受到重视,且副作用小,可长期服用。补肾中药太子参、肉苁蓉、冬虫夏草等,以及补气中药人参等可促进脱氧核糖核酸的合成,可能有促进肾小管细胞修复的作用,可在整体用药时配合使用。对于肾小管功能不全的治疗,中药以补肾为主,但补肾又宜根据具体病情选用温补肾阳或滋补肾阴,有所侧重。近端小管功能的损害主要表现在重吸收功能减退,宜用滋补肾阴兼有酸涩收敛的中药,可选用生地黄、熟地黄、枸杞子、女贞子、山药、龟甲、鳖甲、冬虫夏草、白芍、酸枣仁、芡实、金樱子等。远端肾小管功能的损害主要表现为尿液浓缩功能减退,见有多尿、夜尿等症,一般可用温补肾阳、补肾摄纳的中药,可选用肉桂、熟附子、鹿茸、淫羊藿、巴戟天、菟丝子、紫河车等。同时久病血瘀的关系,均宜配合活血和络之品,选用桃仁、川芎、丹参、赤芍等,可以提高疗效。

总之,目前尚无针对肾小管酸中毒的特效治疗,刘旭生教授临床强调益气养阴固肾,通过中医辨证治疗和西医的对症治疗,同时去除诱因,达到改善临床症状,提高患者的生活质量。

第十七节　多　囊　肾

一　疾病概述

多囊肾病(polycystic kidney disease，PKD)，是一种常见的遗传相关性疾病，主要特点为在胚胎发育过程中，因肾小管与集合管间连接不良，分泌的尿液排出受阻，肾小管形成潴留性囊肿。绝大多数为双侧性。病肾的实质和表面，布满大小不等含有浅黄色液体的囊泡，使肾脏明显增大。

遗传学上将其分为两类：常染色体显性多囊肾病和常染色体隐性多囊肾病，以常染色体显性多囊肾病最为多见，其患病率1‰~2‰，其中60%患者有家族遗传史，其余40%系患者自身基因突变所致。囊肿起源于肾小管，小管上皮细胞增殖与转运异常是ADPKD的显著特点，这些细胞处于一种成熟不完全或重发育状态，因而表现出很强的增殖性；而与细胞转运密切相关的Na^+-K^+-ATP酶的亚单位组合、分布及活性表达改变、细胞信号传导异常，以及离子转运通道的变化使不同起源的囊肿内液成分有所差别：起源于近端小管的囊肿内液成分如Na^+、K^+、Cl^-、H^+、肌酐、尿素等与血浆内相似，而起源于远端则囊液内Na^+、K^+浓度较低，Cl^-、H^+、肌酐、尿素等浓度较高。该病是一种系统性疾病，可引起心瓣膜病，脑动脉瘤，肝、胰及脾等器官囊肿。60岁以上患者50%将发展至终末期肾衰竭，占终末期肾衰竭病因的5%~10%。

中医学并无"多囊肾"这个病名，《灵枢·本藏》曰："肾大则善病腰痛，不可以俯仰，易伤以邪。"《脉经·肾足少阴经病证第九》曰："肾胀者，腹满引背，央央然腰髀痛。"其中"肾大""肾胀"的阐述与本病的主症特点相类似。在临床根据本病腰痛、腹内结块、血尿、高血压、腰部或胀或痛的表现，以及后期肾功能受损，多参照"积聚""痞块""腰痛""尿血"等论治，出现慢性肾衰竭终末期多按中医学"关格"辨证治疗。

二　经典医案

案1. 罗某，男，37岁，2014年7月15日因"发现多囊肾1年余，高尿酸血症"初次来诊。来时携带外院检查结果，其中2013年6月双肾彩超提示多囊肾。2014年5月21日尿常规显示潜血+,蛋白±;肾功能指标显示血肌酐 271 umol/L,血尿酸 719 umol/L;2014 年6 月 9 日肾功能指标显示血肌酐 271 umol/L,血尿酸 563 umol/L;2014 年 7 月 8 日肾功能指标显示血肌酐 279 umol/L,血尿酸 821 umol/L。

初诊:精神疲倦,平素畏寒,无口干口苦,偶有足趾疼痛,反酸,纳眠可,夜尿每晚 2次,大便每日 1~2 次、质可,舌红,苔白,脉沉细。体格检查显示双下肢无浮肿。刘旭生教授接诊后,考虑西医诊断为多囊肾、痛风、CKD4 期,中医诊断为肾衰竭(脾肾气虚,湿浊瘀阻),治以"健脾补肾,祛湿化浊活血",患者尿酸较高,予苯溴马龙、碳酸氢钠片降尿酸,刘旭生教授认为脾肾亏虚为本病的根本,且以脾肾两脏统领其他三脏六腑,故在治疗用药上尤其注重健脾补肾。予以补脾益肾基本方加减。拟方如下:

北芪 30 g,熟党参 20 g,白术 15 g,云苓 15 g,淮山药 15 g,盐菟丝子 15 g,薏苡仁 20 g,丹参 15 g,制何首乌 15 g,海螵蛸(鱼古)15 g,秦皮 15 g,芡实 15 g。

二诊(2014 年 7 月 22 日):患者精神好转,诉近两日痛风发作,足趾偶有疼痛,反酸改善,纳眠可。舌尖红,苔白,脉沉细。刘旭生教授将上方中药丹参换成益智仁 10 g,加强温补脾肾之功。

三诊(2014 年 7 月 29 日):患者足趾疼痛好转,余同前,舌暗红,苔白,脉细滑。复查肾功能显示血肌酐 271 umol/L,尿素氮 8.66 umol/L。刘旭生教授将上方中制何首乌换成白芍 15 g,秦皮换成布渣叶 15 g。2014 年 8 月 19 日四诊,患者精神可,偶有足趾疼痛,无明显其他不适,纳眠可,二便调。舌暗红,苔薄黄,脉细滑。复查肾功能指标显示血肌酐238 umol/L,尿酸 338 umol/L,尿素氮 9.35 umol/L;尿常规显示尿蛋白-,潜血+。拟方如下:

北芪 30 g,熟党参 20 g,白术 15 g,云苓 15 g,淮山药 15 g,盐菟丝子 15 g,白芍 15 g,薏苡仁 20 g,布渣叶 15 g,芡实 15 g,益智仁 10 g,盐杜仲 15 g。

患者治疗疗效好,继续服用上方加减,随访至 2014 年底,病情稳定。

案 2. 黄某,男,37 岁,2017 年 5 月 9 日因"发现多囊肾病 17 年,血肌酐升高 1 年"初诊。来时携带外院检查结果,其中 2016 年 12 月泌尿系彩超显示双肾体积曾大并异常回声,考虑为多囊肾。腹部彩超显示肝多发小囊肿。2017 年 4 月 20 日查肾功能指标显示血肌酐 397.3 umol/L,尿酸 404.3 umol/L;尿常规显示潜血±;电解质未见异常。2017 年 5 月9 日,复查肾功能指标显示血肌酐 407 umol/L,尿酸 470 umol/L;尿常规显示红细胞 17.7个/ul。体格检查显示脉率为 82 次/分,血压为 149/94 mmHg。

初诊:双侧腰腹痛,精神可,纳可,大便每日 2~3 次,质可,夜尿 2~3 次。舌淡暗,瘀斑,有齿印,苔薄白,脉细涩。刘旭生教授接诊后,考虑西医诊断为多囊肾,CKD4 期。中医诊断为肾衰竭,癥瘕,辨证属脾肾气虚,湿浊瘀阻,治以健脾补肾,祛湿化浊活血。刘旭生教授认为脾肾亏虚为本病的根本,且以脾肾两脏统领其他三脏六腑,故在治疗用药上尤其注重健脾补肾,予以补脾益肾基本方加减。拟方如下:

北芪 20 g,熟党参 20 g,白术 15 g,淮山药 15 g,盐菟丝子 15 g,盐杜仲 15 g,薏苡仁 20 g,云苓 15 g,盐巴戟天 10 g,积雪草(崩大碗)15 g,芡实(茨实)15 g,赤芍 15 g,盐牛膝 15 g,甘草(甘草粒)5 g。

二诊(2017 年 5 月 23 日):患者双侧腰腹痛较前改善,精神可,纳可,大便每日 2~3 次,质可,夜尿 2~3 次。舌淡暗,有齿印,苔薄白,脉细涩。查肾功能显示肌酐为 405 umol/L。拟方如下:

北芪 20 g,熟党参 20 g,白术 15 g,淮山药 15 g,盐菟丝子 15 g,盐杜仲 15 g,薏苡仁 20 g,云苓 15 g,盐巴戟天 10 g,芡实(茨实)15 g,赤芍 15 g,积雪草(崩大碗)15 g,枳壳(蒸) 15 g,甘草(甘草粒)5 g。

三诊(2017 年 6 月 20 日):患者双侧腰腹痛缓解,精神可,纳眠可,大便每日 3~4 次,质可,夜尿 3 次。舌淡暗,瘀斑,齿印,苔薄白,脉细涩。双足脚踝以下浮肿。2017 年 6 月 17 日于东莞市人民医院复查,尿常规全阴性,血肌酐 383.1 umol/L,尿素氮 12.6 umol/L。拟方如下:

北芪 20 g,熟党参 20 g,白术 15 g,淮山药 15 g,盐菟丝子 15 g,盐杜仲 15 g,薏苡仁 20 g,云苓 15 g,盐巴戟天 10 g,芡实(茨实)15 g,赤芍 15 g,知母 15 g,绵茵陈 15 g,甘草(甘草粒)5 g。

患者治疗疗效好,继续服用上方加减,嘱其定期复查肝肾功能及肾脏彩超,随访至 2017 年 9 月,病情稳定。

三 解读

刘旭生教授认为本病的形成主要是由于先天禀赋不足,加之劳倦过度,饮食不节,或感受外邪,气机失调,脾失健运,胃失和降,湿浊内停,痰瘀交阻,脉络不畅,瘀血痰浊搏结于肾,凝聚不散,而成"癥瘕""积聚",属本虚标实之证。在疾病早期以脾肾亏虚为主,且虚损程度较轻,故症状不严重,主要以乏力、腰酸多见;随着病情的发展,脾肾亏虚逐渐演变,出现气阴两虚、阴阳两虚等症候,症状相应加重,主要以腰痛、尿血多见;发展至疾病后期,阳虚无以温阳,气虚无力推动,阴虚无以制阳,导致水湿、湿浊内停,进而发展为湿热、瘀血及浊毒等。

因此,多囊肾导致慢性肾衰竭的治疗以标本兼治为则,以补益脾肾为主,根据不同的并发症进行相应的药物加减。方用补脾益肾基本方:黄芪、党参、白术、山药、茯苓、杜仲、菟丝子、薏苡仁、丹参、甘草。方中以黄芪、党参、白术、山药健脾运气,以杜仲、菟丝子补肾填精,以薏苡仁、茯苓健脾渗湿利水,以丹参活血化瘀通络,甘草调和诸药。案 1 中患者在补脾益肾治疗的基础上,根据并发症给予相应药物,患者诉偶有反酸,予以海螵蛸;尿酸高,故予以秦皮降尿酸。案 2 中患者辨证属"脾肾气虚,湿浊瘀阻",当治以健脾补肾,祛湿化浊活血。黄芪、党参,白术、山药、芡实补气健脾益胃;杜仲、菟丝子、巴戟天补肾填精温阳;薏苡仁、茯苓健脾渗湿利水;积雪草清热活血利湿;茵陈清热祛湿化浊;赤芍、知母清热凉血行瘀;枳壳破气消痞化痰。

四 经验介绍

刘旭生教授认为在多囊肾引起的慢性肾功能不全防治中,患者体内癥瘕、积聚已成,本有正气不足在先,癥瘕渐长又进一步劳伤气血,应尽早治疗,否则酿成"肾劳""溺毒"大患。而癥瘕虽然也是"瘀"的一种,但较一般瘀血更加顽固,且与下焦水饮之邪互结,因此在扶正中需强调补脾、护肾,祛邪的治疗中尤要重视消癥、利水。

刘旭生教授将由多囊肾引起的慢性肾衰竭的病机概括为"因虚致实,由实转虚,虚为根本,实则为标"为本虚标实之证。从疾病的发生发展、转归来看,脾肾亏损贯穿疾病的始终,为本病的根本原因,湿热、浊毒、瘀血则为病变过程中的病理产物。在临床上,刘旭生教授认为本病虽以肾脏为主,但在病机方面确实脾肾两脏并重,故治疗上不可独取一方,若为补肾而一味投以滋腻之品,则容易损伤脾胃功能而导致病情加重。故调脾胃护正气极为重要,健脾与补肾并重。用药方面:初期以脾肾气虚为主要表现,多选用健脾补肾之品,如黄芪、党参、白术、山药等健运脾胃,补益脾气;杜仲、菟丝子、熟地黄填补肾精,补益肾气。中后期,患者多由脾肾气虚发展为脾肾阳虚,故用补骨脂、益智仁等温补脾肾阳气之品。对于标实,刘旭生教授善用丹参以活血化瘀,绵茵陈、布渣叶、茯苓等以清热利湿;少尿浮肿者,多予以薏苡仁、茯苓皮健脾利水渗湿。

第十八节 慢性肾盂肾炎

一 疾病概述

慢性肾盂肾炎是细菌感染肾脏引起的慢性炎症,病变主要侵犯肾间质和肾盂、肾盏组织。由于炎症的持续进行可导致肾发生萎缩和功能障碍,患者平时可能仅有腰酸和(或)低热,无明显尿路感染的尿频、尿急和尿痛症状,主要表现为夜尿增多及尿中有少量白细胞和蛋白等。患者有长期或反复发作的尿路感染病史,在晚期可出现尿毒症。目前对慢性肾盂肾炎的分型分为三个类型:①伴有反流的慢性肾盂肾炎(反流性肾病);②伴有阻塞的慢性肾盂肾炎(梗阻性慢性肾盂肾炎);③为数甚少的特发性慢性肾盂肾炎。

研究表明,慢性肾盂肾炎发作的易感因素有尿路梗阻、畸形、肾下垂及膀胱-输尿管反流等;同时其发病与致病菌的致病力较强、机体抵抗力较差等相关。

根据其临床表现,本病当属于中医学"劳淋"的范畴。其多由湿热毒邪蕴结下焦,致膀胱气化不利;初淋若反复发作或治不得法,或余邪未尽,日久耗伤气阴;脏腑阴阳气血功能失调和机体防御减弱,更易因感冒、遇劳、情志不遂而诱发。总之其病机为本虚标实、虚实夹杂。

二 经典医案

曾某,女,36岁,2013年8月5日因"尿频、尿急,排尿不适4天"初诊。患者一年前因反复尿频尿急,无尿痛,至外院就诊,行尿常规检查后示白细胞+,诊断为慢性肾盂肾炎,经治疗后(药物不详),患者症状好转,但期间仍有反复发作。2013年8月1日患者出现尿频、尿急、排尿不适加重4天,遂于刘旭生教授门诊就诊。

初诊:患者诉尿频。尿急、排尿不适4天,牙龈肿,肾区叩击痛(经期),睡醒时小腹疼痛明显,易疲倦,口干,口淡,纳可,眠差,夜尿1次,大便烂,日行1~2次,舌暗红,苔黄,脉弦细。辅助检查:2013年8月5日尿常规显示白细胞25个/uL,白细胞4个/uL。

接诊后,刘旭生教授认为,患者目前初步诊断为慢性肾盂肾炎,患者有尿频尿急、排尿不适,而无发热寒战等全身症状,尿液检查结果中有白细胞异常提示有泌尿系统感染;患者反复出现排尿不适,病情长度超过3个月,结合患者有肾盂肾炎病史,可考虑患者是由于既往肾盂肾炎未彻底治愈,迁延为慢性肾盂肾炎;中医诊断为淋证,辨证属肾虚湿热,治以温阳利湿清热。拟方如下:

首乌藤15g,茯神20g,薏苡仁20g,桑寄生20g,车前草15g,山药15g,盐杜仲15g,甘草5g,荠菜10g,石韦15g,布渣叶15g,郁金15g。

配合西成药:三金片每次3片,每日3次。尿感宁颗粒每次1袋,每日3次。

二诊(2013年8月27日):查尿常规显示尿白细胞酯酶+。刻诊:自诉尿频、尿急、排尿不适改善,牙龈已无肿痛,精神有所好转,双膝关节疼痛,纳可眠差,夜尿1次,大便偏烂,每日1~2次,舌暗红,苔黄,脉弦细。余邪未去,仍有湿热余留,肾阳虚,经络不通则导致膝关节疼痛,故留上方中药去布渣叶加金樱子15g,络石藤15g,继续服用三金片加强清下焦湿热排淋之力,中药服7剂。

三诊(2013年9月24日):患者现基本无尿频、尿急、排尿不适症状,现仅偶感排尿有炽热感,精神尚可,双膝关节疼痛缓解,时有头晕,天旋地转感,纳可眠一般,多梦,夜尿1次,大便日1~2次;查尿常规显示白细胞酯酶±;患者治疗效果可,但仍有余邪未尽,中药继续予原方基础上加牛膝、车前草、蒺藜治疗,随访至2013年底无不适。

三 解读

结合本病的病理机制,刘旭生教授认为,慢性肾盂肾炎属于中医学"淋证"的范畴,其中因其病程缠绵,又以"劳淋"多见;《诸病源候论》云:"诸淋者,皆肾虚而膀胱热也",肾虚湿热是慢性肾盂肾炎的主要病因病机。肾虚为劳淋发作之本,同时,由于湿热屡犯,或湿热流连不解,耗伤肾阴,病初可谓肾阴虚兼膀胱湿热,病久可导致肾气虚、肾阳虚。

因此,对慢性肾盂肾炎患者的治疗,应秉其本虚标实,虚实夹杂之特点,以实则清利,虚则补益为基本原则,用薏苡仁、车前草、石韦等清下焦湿热以缓解尿频、尿急等下焦湿热之症,同时注重扶正补虚,以山药补脾肾之气,杜仲温补肾阳,正气来复,则邪去病安。结合患者的其他伴随症状如眠差,首乌藤又名夜交藤,具有养心安神,祛风通络之效,用夜交藤、茯神改善患者睡眠质量,同时夜交藤可缓解患者双膝关节疼痛之症。

四 经验介绍

慢性肾盂肾炎的临床表现较隐蔽和复杂,刘旭生教授认为当患者病史较长,且有反复发作的尿路感染表现如尿频、尿急、尿痛,同时结合实验室检查,尿蛋白较少,定性为+,尿中可无白细胞或少量白细胞及管型时要考虑慢性肾盂肾炎的诊断,特别是同时伴有肾小管的持续性损害时更应注意,必要时结合肾脏影像学的改变帮助确诊。

中医方面,慢性肾盂肾炎的病机多虚实夹杂,病因不外湿热或气滞血瘀而致脾肾虚损。根据临床经验,刘旭生教授认为,本病以气阴不足多见,故治疗时应注重扶正;病之初湿热毒邪蕴结下焦,治不得法,余邪未尽,日久则耗伤气阴,《景岳全书·淋浊》中有"淋之初病,无不由乎热剧,无容辨矣。但有久服寒凉而不愈者,此唯中气下陷及命门不固之证也"。此类患者尿频、尿急、尿痛表现较轻,但病情易被劳累、情志变化或外感而诱发,反复发作,倦怠乏力,脉细数或脉沉无力表现。

本病易缠绵,反复发作的原因便是余邪未尽,此处的余邪多为湿热之邪,因此,能否清除湿热之邪,也是本病治疗的关键之处;故对于慢性肾盂肾炎而言,治疗上多以清利与补虚相结合,清利下焦湿热之者可用如黄连、黄芩、黄柏、大黄、苦参、白头翁、秦皮、连翘、金银花、牡丹皮、赤芍、知母、马齿苋、石韦、通草、木通、萹蓄、瞿麦、车前子(草)等。慢性尿路感染的治疗,在没有热证表现时则应选用非寒凉抗菌中药,如厚朴、木香、乌梅、白芷等;对于体虚、免疫功能低下者应选用具有补益作用的抗菌中药,如黄芪、黄精、山茱萸、金樱子、女贞子、当归、白芍等,既可抗菌,又能通过增强机体抵抗力达到抗菌的目的,与中医扶正以驱邪的理论不谋而合。有些中药如虎杖、丁香、白头翁、山豆根、关木通等,对肾有不良反应或损伤肾功能,应尽量避免使用。对于肾功能不全的尿路感染患者,更应注意,最好选用具有补肾的抗菌中药,如黄精、女贞子、山茱萸、金樱子等。临床用药之时,在一派苦寒抗菌药中最好加入具有健脾的中药如山药,而杜仲对于肾虚腰酸腰痛尤为适用。

第十九节 泌尿系统感染

一 疾病概述

泌尿系统感染又称尿路感染,是指病原体侵犯尿路黏膜或组织引起的尿路炎症。多种病原体如细菌、真菌、支原体、衣原体、病毒、寄生虫等均可以引起尿路感染。本病多见于育龄期妇女、老年人、免疫力低下及尿路畸形者,是临床的常见病和多发病。根据症状的有或无,可以分为有症状尿路感染和无症状细菌尿。根据感染发生部位分为上尿路感染(肾盂肾炎)和下尿路感染(膀胱炎和尿道炎)。根据有无尿路功能或解剖上的异常或肾外伴发疾病(如糖尿病),还可分为单纯性尿路感染和复杂性尿路感染。

尿路感染的临床表现一般为尿频、尿急、尿痛,严重者可有腰痛、食欲不振、恶心呕吐、寒战发热等表现,甚至出现脓毒症、感染性休克等,少数病情反复发作或迁延不愈,最终导致肾衰竭。

尿路感染的发生主要与易感因素、感染途径、机体的防御功能、病原菌的致病力、免疫反应、遗传因素等有关。易感因素主要指尿路梗阻、膀胱输尿管反流及其他尿路畸形和结构异常、器械使用、代谢因素、近期使用的抗生素及免疫抑制剂、妊娠、不良的生活习惯和方式等其他不利因素。感染途径主要指上行感染、血行感染、淋巴道感染,当这些致病菌进入机体以后,机体可以通过尿道括约肌的天然屏障、排尿、产生杀菌因子、抗黏附因子等途径进行防御和清除病原体。当病原体的致病力强或机体的防御机制受损时,就容易致病。

尿路感染的病理表现在急性膀胱炎则为膀胱黏膜充血、潮红、上皮细胞肿胀,黏膜下组织充血、水肿和白细胞浸润,较严重者有点状或片状出血,并可出现黏膜溃疡。在急性肾盂肾炎,则肉眼可见肾盂肾盏黏膜充血、水肿,表面有脓性分泌物,黏膜下可有细小的脓肿。镜下可见病灶内肾小官腔中有脓性分泌物,肾小管上皮细胞肿胀、坏死、脱落。间质内有炎症细胞浸润和小脓肿形成,炎症剧烈时可有广泛性出血,小的炎症病灶可完全愈合,较大的病灶愈合后可留下瘢痕。

中医学认为尿路感染属于"淋证""腰痛"的范畴,其基本病机为湿热蕴结下焦,膀胱气化不利,或情志不畅、肝失疏泄;或劳倦过度、脾肾亏虚,膀胱气化无权所致。病位主要在膀胱与肾,并与肝、脾相关。

二 经典医案

案 1. 李某,女,79 岁,因"反复尿频尿急尿痛 3 月余"于 2012 年 3 月 7 日就诊。自2011 年 12 月起患者反复出现尿频、尿急、尿痛,间中伴有腰部酸痛,无发热,于外院就诊查尿常规提示尿白细胞波动于+~++++,尿潜血+~+++,尿蛋白-~+,泌尿系统彩超显示膀胱后壁增厚,双肾、双输尿管超声检查未见异常。中段尿培养提示大肠埃希菌阳性,先后给予头孢克肟、左氧氟沙星口服抗感染。经治疗后症状时有反复,自 2012 年 2 月 23 日以来症状复发,遂来诊。

既往高血压、糖尿病、冠心病、陈旧性肺结核等病史,否认药物过敏史。

初诊:患者神清,精神疲倦、乏力,腰部酸痛,尿频、尿急、尿痛,无发热寒战,无腹痛呕吐,无肢体浮肿,夜尿 3~4 次,纳眠差,大便 2 日未解。舌暗红,舌下脉络迂曲,苔黄腻,脉弦滑。体格检查显示双侧肋腰点、肋脊点无压痛,双输尿管行径无压痛,双肾区无叩击痛。辅助检查:尿常规显示潜血++,尿白细胞++++,亚硝酸盐阳性(+)。血常规显示白细胞5.4×10^9/L,中性粒细胞百分比 46.2%,血红蛋白 116 g/L,血小板 200×10^9/L,结核抗体(−)。血沉、肝功能、生化检查、C 反应蛋白正常。根据患者的病史,结合多次尿常规和中段尿培养结果,西医诊断为泌尿道感染,中医诊断为淋证,辨证属脾肾气虚,湿热瘀阻。治疗上,西药予以头孢哌酮舒巴坦钠静脉滴注抗感染,中医治以益气活血,清热祛湿为法,予以四君子汤合八正散加减。拟方如下:

党参 15 g,白术 15 g,茯苓 30 g,茯苓皮 30 g,金钱草 15 g,石韦 15 g,车前草 10 g,莲须15 g,瞿麦 15 g,薏苡仁 15 g,丹参 10 g。

二诊(2012 年 3 月 12 日):患者神清,精神可,腰部酸痛减轻,无尿频、尿急、尿痛等不适,夜尿 1~2 次,纳眠改善,大便调。舌暗红,舌下脉络瘀阻,苔稍黄腻,脉弦细。复查尿常规显示正常,考虑患者淋证缓解,汤剂在上方的基础上酌去瞿麦、石韦、金钱草、茯苓皮等利尿通淋之品,加白芍、黄柏、知母、肉桂、黄芪以补气,兼顾清下焦之余热。拟方如下:

党参 15 g,白术 15 g,茯苓 20 g,车前草 10 g,莲须 15 g,薏苡仁 15 g,丹参 10 g,白芍

15 g,知母 10 g,黄柏 10 g,黄芪 20 g,肉桂 5 g(焗服)。

三诊(2017 年 3 月 16 日):患者腰部酸痛基本缓解,无尿频、尿急、尿痛等不适,纳眠可,二便调。舌淡红,苔稍黄腻,脉弦。复查中段尿培养正常,守方续服 5 剂巩固。门诊随访半年,未再发作。

案 2. 许某,女,73 岁,因"反复尿频、尿急、尿痛 2 年余,再发 1 天"于 2012 年 11 月 10 日来诊。患者于 2010 年 1 月无明显诱因出现尿频、尿急、尿痛,疲倦乏力,当时无腰痛、恶寒发热等不适,曾于外院就诊,查尿常规显示白细胞++,潜血+++,考虑泌尿道感染,给予左氧氟沙星静脉滴注治疗后,患者尿频、尿急症状好转,复查尿常规正常。之后患者尿频、尿急症状反复,多次查尿常规示白细胞波动于++~+++,中段尿培养提示大肠埃希菌,泌尿系统 B 超未见异常,并于 2010 年、2011 年多次因泌尿系统感染住院治疗。出院后门诊定期复查。1 天前患者再次出现尿频、尿急、尿痛,排尿灼热感,自诉尿液偏浊,无恶寒发热等不适,遂来诊。

初诊:患者神清,精神疲倦,乏力,时有头晕,耳鸣,尿频、尿急、尿痛,排尿灼热感,无恶寒发热,无咳嗽咳痰,无腰酸腰痛,口干口苦,纳一般,眠可,大便调。舌暗红,苔黄偏腻,脉沉细。体格检查显示患者无肾区叩击痛,双侧肋脊点、肋腰点无压痛,辅助检查:血常规显示白细胞 6.11×10^9/L,中性粒细胞百分比 77.5%,尿常规显示白细胞酯酶+++,尿潜血+,尿白细胞计数 120.0 个/uL。根据患者的病史及辅助检查,刘旭生教授认为泌尿道感染明确,中医诊断为淋证,辨证属气阴两虚,湿热瘀阻,病位在脾肾膀胱,病性属本虚标实,治以益气养阴,清热祛湿为法。拟方如下:

车前草 15 g,太子参 20 g,女贞子 15 g,荠菜 15 g,白芍 15 g,黄芪 15 g,泽兰 15 g,甘草 5 g,首乌藤 15 g,黄精 15 g。

二诊(2012 年 11 月 19 日):患者神清,精神可,头晕、耳鸣减轻,少许腰酸、腰痛,已无明显尿频、尿急、尿痛,纳一般,眠可,大便色黄偏烂,每日 2 次,泻前脐周隐痛,泻后痛缓。舌暗红,苔少,中后部微黄腻,脉细。结合腹泻特点,考虑脾虚肝旺,木旺克土之象,故在前方基础上,加强补气健脾益肾,合用痛泻要方。拟方如下:

车前草 15 g,太子参 20 g,女贞子 15 g,荠菜 15 g,白芍 15 g,黄芪 25 g,泽兰 15 g,甘草 5 g,首乌藤 15 g,炒白术 30 g,防风 15 g,菟丝子 15 g,生山萸肉 15 g。

三诊(2012 年 11 月 24 日):患者神清,精神可,稍觉乏力,无明显头晕,偶有耳鸣,无尿频尿急尿痛,无排尿灼热感,腰背酸痛减轻,进食后稍腹胀,纳一般,眠可,大便偏烂,无腹痛呕吐。舌暗红,苔少,中后部微黄,脉浮细。中药在原方的基础上加用厚朴续服。拟方如下:

车前草 15 g,太子参 20 g,女贞子 15 g,荠菜 15 g,白芍 15 g,黄芪 25 g,泽兰 15 g,甘草 5 g,首乌藤 15 g,炒白术 30 g,防风 15 g,菟丝子 15 g,生山萸肉 15 g,厚朴 15 g。

后随症加减,随访 6 月,患者病情稳定,未复发。

三 解读

隋代的巢元方《诸病源候论》对淋证的病机进行高度地概括,指出:"诸淋者,由肾虚而膀胱热故也。"故淋证的病理性质有虚实之分,且多见虚实夹杂。初起多因湿热为患,正气尚未虚损,多属实证。淋久湿热伤正,由肾及脾,每致脾肾两虚,而由实转虚。如邪气未尽,正气渐伤,或虚体受邪,则成虚实夹杂之证。案1患者老年女性,年近八旬,脾肾多有不足,脾虚生湿,湿郁化热,湿热下注发为本病。精神疲倦,乏力为脾肾亏虚,气血生化乏源,机体失养之象;肾为腰之府,腰痛为肾虚腰府失养之象,尿频、尿急、尿痛为湿热下注膀胱,膀胱气化不利之象;舌暗,舌下脉络迂曲为久病入络,血瘀之象;舌红,苔黄腻,脉弦滑为湿热之象。本病病机为脾肾气虚,湿热瘀阻,病位在脾、肾、膀胱,病性属本虚标实,治以益气活血,清热祛湿为法。方中党参、白术、茯苓以补气健脾,加茯苓皮、金钱草、石韦、车前草、瞿麦、薏苡仁以清热化湿,酌加莲须以补肾固涩,加丹参以活血化瘀,攻补兼施,祛邪而不伤正。二诊患者淋证减轻,然仍有舌红、苔黄腻之象,故酌减利尿通淋之品,改黄柏、知母清下焦之余热,黄芪加强益气扶正,少佐小量肉桂以扶助肾阳,防止寒凉之品太过伤伐阳气。

淋症日久易成虚实夹杂之证,虚实夹杂可扶正祛邪并用,然孰轻孰重,亦当细究,案2患者年龄虽不及案1患者,但病程日久,反复发作,病位已由脾入肾,出现头晕耳鸣,腰酸腰痛等肾精亏虚之象。故治疗上,以扶正为主,祛邪为辅,故初诊予利湿通淋之药三分,益气养阴之药七分。二诊患者前症减轻,仍见头晕、耳鸣、腰酸之象,故予加用菟丝子、山茱萸补肾填精,加大黄芪用量以补气;腹泻方面,泻必腹痛,泻后痛减,考虑脾虚而肝旺,木旺克土之象,故在原方的基础上去黄精以减少滋腻,酌加炒白术、防风,配合白芍以取痛泻要方之义。三诊诸症悉减,唯有腹胀,考虑脾胃为上下交通之枢纽,气机运转的原动力,故于诸药中加入厚朴以诸行气除满,使全方达到补中有动,动中有补之效。

四 经验介绍

刘旭生教授认为本病多由于感受湿热毒邪外邪,毒邪侵入多从溺窍直犯膀胱与肾,日久而致脏腑功能虚损;或由于脏腑功能失调,复感外邪或因劳倦、房事过度,脾肾虚损而致。其病性属本虚标实,以脾肾亏虚为本,湿热、瘀血等为标,即"肾虚而膀胱热"的病机较为常见。因此治疗也必须标本兼治,补虚泻实。对于一些无明显临床症状,仅表现为尿常规异常或兼有轻度疲乏无证可辨者,由于其病理生理基础是一致的,因此也按本虚标实来辨治。

然而,由于病程长短、免疫功能的强弱、致病菌的毒力等的不同,虚实又有轻重缓急之分,淋证初期多为湿热毒邪蕴结,《景岳全书·淋浊》:"淋之初病,则无不由乎热剧,无容辨矣。"病之后期,则因正气耗伤,气阴亏虚,气虚则运血无力而形成淤血,使病情更加趋于复杂和迁延难愈。在治疗上,本病急性期以清热通淋、利水渗湿为治法,缓解期以扶正固本、补肾健脾为治法。同时,对于脾胃的顾护要贯穿始终,无论案1汤剂中的四君子汤,还是案2后期以厚朴行气除满,都体现了刘旭生教授时时顾护脾胃的学术思想,因为脾胃为后天之本,气血生化之源,五脏六腑皆禀气于脾胃,脾胃一虚,诸脏皆无生气,脾胃一滞,诸脏皆无所充。

用药上,刘旭生教授常采用辨证与辨病相结合,如尿路结石者加强排石通淋,前列腺肥大者加强补肾利湿、软坚散结,神经源性膀胱加强行气活血等方面的治疗以提高疗效。在辨证用药的基础上,可以有针对性的选用具有一定抗菌活性的药物。如具有抗大肠埃希菌的中药大致可以分为以下几类:清热燥湿类(黄连、黄芩、苦参、黄柏、秦皮、大黄);清热解毒类(穿心莲、半边莲、马齿苋);清热利湿类(虎杖、茵陈、扁蓄、瞿麦、滑石、车前子、石韦、泽泻、猪苓、荠菜);清热凉血类(紫草、牡丹皮、赤芍);行气类(厚朴、木香);补益类(茯苓、金樱子、山茱萸、甘草)等,临床上根据具体情况酌情选用。而针对真菌感染,可以选用的中药包括黄精、虎杖、知母、黄柏、山豆根、黄连、丁香、木香;对于怀疑支原体、衣原体感染的患者,可以选用具有一定抗菌作用的黄柏、白芷、地肤子、大黄、甘草、板蓝根、鱼腥草、益母草、旱莲草等。对于体虚、免疫功能低下者可选用具有补益作用的抗菌中药,如黄芪、黄精、山茱萸、金樱子、女贞子、当归、白芍等。对于膀胱刺激征明显的,可以选用木香、乌药、枳实、陈皮、青皮等,有助于调整尿道平滑肌功能,减轻临床症状。尿路感染迁延不愈时,要注意久病入络,瘀血内停,可适当加入活血化瘀中药,如桃仁、红花、丹参、赤芍、田七等,以增加肾血流量,增加尿量,加强尿路细菌的排泄,改善肾脏局部血液循环,使病灶内抗菌药物浓度提高,从而提高疗效。

西医治疗方面,患者初次感染,急性期注意休息,勤饮水,勤排尿,使用足够疗程的抗生素。对反复感染的患者,则应积极寻找病因,排除复杂性尿感因素,及时去除诱发因素。

第二十节　间质性肾炎

一　疾病概述

间质性肾炎是由多种病因引起的一组临床病理综合征,其临床主要表现为肾功能不全,病理损伤主要累及肾间质和肾小管,伴或不伴轻微的原发性肾小球或肾血管损伤。根据发病的急慢程度不同和病理改变不同可分为急性和慢性两种。

急性间质性肾炎起病急骤,临床表现有急性感染的症状,或过敏反应症状,或其他原发疾病症状;有血尿或不同程度的肾功能损害,甚者出现急性肾衰竭;有肾小管功能不全表现,如多尿、夜尿、低渗尿、肾性糖尿、氨基酸尿、磷酸盐尿等,24 h尿蛋白定量常在2 g以下。主要病理改变表现为肾间质炎性细胞浸润。常见的诱因为药物和感染,它也可以由自身免疫性疾病或其他全身性疾病(如统性红斑狼疮、干燥综合征、结节病),以及肾小管间质性肾炎葡萄膜炎综合征(tubulointerstitial nephritis and uveitis syndrome,TINU)等疾病引起。其中以感染和药物过敏引起者较多见。发病机制主要是感染、药物所引起的免疫反应导致肾小管及间质损害。感染的致病菌或其毒素可直接破坏肾组织,也可在肾组织内作为抗原刺激浆细胞产生抗体或发生迟发性过敏反应,从而造成肾小管及间质损害;药物所致的急性间质性肾炎的发病机制可能与机体对药物的高度敏感有关,是体液和细胞免疫共同引起的肾间质免疫性炎症损伤,多种免疫机制参与了其发生和发展过程,其中细胞免疫起主要作用。

慢性间质性肾炎主要表现为肾小管功能异常及进展性慢性肾衰竭,临床上主要表现为肾小管性小分子蛋白尿,少量细胞及管型,口干多饮或食欲减退、恶心呕吐、贫血,或肌无力、麻痹、软瘫,或尿频、尿急、尿痛等症状和体征。

导致慢性间质性肾炎的原因很多,①药物相关:常见的致病药物主要是解热镇痛类药、重金属、含马兜铃酸类中草药、环孢素或他克莫司等免疫抑制剂,以及锂制剂;②代谢异常:常见有高尿酸血症、低钾血症和高钙血症;③免疫相关:自身免疫性疾病如干燥综合征、系统性红斑狼疮血管炎等,肾移植慢性排异,以及抗结核性脑膜炎;④伴有膀胱输尿管反流,尿路梗阻等复杂性慢性肾盂肾炎。病理表现为不同程度的肾小管萎缩、肾间质炎性细胞浸润及纤维病变。

据其临床表现,急性间质性肾炎当属于中医学"淋证""腰痛""关格""尿血"等范畴。由于感受湿、热、毒之邪,蕴结三焦,伤及脏腑,阻滞气机致肾失开阖,膀胱气化失司,脾胃升降失调;或为素体虚弱,有害物质中毒,损伤肾脏,脾肾亏虚,气阴两伤而发病。

慢性间质性肾炎当属于中医学"劳淋""腰痛""肾劳""消瘅"等范畴。由于外邪屡犯,尤其以湿热为主;或毒物伤肾;或禀赋不足,体质薄弱使肾气日渐受损而致本病发生;病机为本虚标实。

二 经典医案

胡某,女,28岁,2012年6月2日因"间断发热两月余,发现血肌酐升高12天"入院。

患者 2012 年 3 月底不慎受凉后,出现发热,体温最高 38.9℃,伴鼻塞流涕,咳嗽,咯白黏痰,咳甚咽痛,二便调,间断服用日夜百服宁等退热药物及成药(具体不详),症状反复,5 月 22 日曾在至外院就诊,血常规检查显示白细胞 $6.7×10^9$/L,中性粒细胞百分比 69.1%,血红蛋白 78 g/L,血小板 $394×10^9$/L,C 反应蛋白 46.4 mg/L,尿常规显示尿白细胞 46.5 个/HP,尿糖+++,尿蛋白+;肾功能指标显示血肌酐 154 umol/L,自身免疫抗体检查、结核抗体、胸部 X 线片未见异常,诊断考虑发热(呼吸道感染?),泌尿道感染,肾功能不全,经治疗(具体药物不详)后,患者热退,咳嗽、鼻塞流涕等症状减轻,5 月 30 日复查血常规显示白细胞 $9.41×10^9$/L,中性粒细胞百分比 72.3%,血红蛋白 86 g/L,血小板 $425×10^9$/L,尿常规显示白细胞+++,尿糖++,尿蛋白++,肾功能指标显示血肌酐 169 umol/L,泌尿系统 B 超未见异常,腹部 B 超提示脾脏稍大,余未见异常,现为求进一步诊治收入广东省中医院。

症见:神清,精神稍疲倦,贫血貌,体温 36.7℃,偶有自觉潮热,稍恶寒,鼻塞流涕,偶有咳嗽,咳少量白黏痰,少许腰酸,无胸闷气促,无腹痛腹泻,无尿频、尿急、尿痛,无皮疹,无明显头痛及关节疼痛,纳眠可,口干,无口苦,舌暗淡,苔白,舌底络脉迂曲,脉沉细略数。

既往地中海贫血病史,无药物过敏史。

体格检查:咽充血+,双扁桃体无肿大,未见弄点,心率约 94 次/分,律齐,各瓣膜听诊区未闻及明显病理性杂音,双肺呼吸音清,双输尿管行程无压痛,双肾区无叩击痛,颜面及下肢无浮肿。辅助检查:血常规显示白细胞 $6.2×10^9$/L,中性粒细胞百分比 64.7%,血红蛋白 75 g/L,血小板 $375×10^9$/L;C 反应蛋白 24.8 mg/L,血沉 86mm/h。尿常规显示白细胞±,尿蛋白+;24 h 尿量 1 850 mL,24 h 尿蛋白总量 501 mg;尿液肾功能指标显示 IgGU 31.5 mg/L,β-Mg55.5 mg/L,α-MU106 mg/L。肾功能指标显示血肌酐 175μmol/L,血尿酸 125μmol/L,二氧化碳结合力 16.6 mmol/L。痰涂片、细菌培养,中段尿培养阴性,胸部 CT、心电图正常。

西医诊断:①肾功能不全(急性? 慢性?),②间质性肾病? ③上呼吸道感染?

中医诊断:①肾衰竭(气阴两虚血瘀),②咳嗽(风邪犯卫)。

入院后,刘旭生教授认为,患者青年女性,无特殊慢性病史,病程较短,多次查肾功能异常,泌尿系统 B 超未见异常,考虑急性肾损伤可能性大,患者尿糖阳性(血糖正常),尿蛋白定量较少,尿液肾功能显示小分子蛋白为主,提示肾小管间质受损,结合近期使用多种退热药物等,要注意排除药物引起的急性间质性肾病,嘱患者停服解热镇痛药,慎用肾毒性药物,择期行肾穿刺活检明确诊断。考虑患者表证未解,仍有恶寒,鼻塞流涕,偶有咳嗽咯痰等症状,表里同病,正气尚存,当先治其表,故先予以疏风解表。拟方如下:

蜜麻黄 15 g,苦杏仁 15 g,前胡 15 g,桔梗 15 g,僵蚕 10 g,枳壳 15 g,蜜百部 15 g,莱菔子 15 g,防风 15 g,荆芥穗 15 g,薄荷 10 g(后下)。

6 月 7 日,经治疗后患者恶寒、咳嗽流涕诸症缓解,于行肾穿刺活检术,结果提示符合急性间质性肾炎。调整方案,西药加用静脉推注甲强龙 20 mg/d;中药方面,患者表证已解,仍有精神稍疲,自觉潮热,少许腰酸,纳眠可,口干,无口苦,舌暗淡,苔白,舌底络脉迂曲,脉沉细略数。辨证为气阴两虚血瘀,拟参芪地黄汤加味治疗。拟方如下:

北芪 15 g,太子参 30 g,生地黄 15 g,淮山药 15 g,牡丹皮 15 g,泽泻 15 g,生山萸肉 15 g,云苓 15 g,桃仁 10 g。

经治疗后,患者症状好转,精神改善,无发热恶寒,无咳嗽咳痰,无腰酸、腰痛,纳眠可,二便调,带药出院。6 月 26 日复查肾功能指标显示血肌酐 114μ mmol/L;尿常规显示尿葡萄糖+,尿蛋白+。嘱定期门诊复诊调整激素方案及监测肾功能情况。

同时刘旭生教授会斟情选用补脾且可以抑制免疫的中药如北芪、芡实等;补肾且有激素样作用的中药如杜仲、何首乌、地黄、冬虫夏草及巴戟天等。其他方法可以参考慢性肾小球肾炎一节。

三 解读

本例患者考虑药物引起的急性间质性肾炎,初诊时伴有恶寒,鼻塞流涕,咳嗽咯白痰等表证,然此时脉象不浮反沉,考虑乃气血不足,无力鼓动之象,此时患者纳眠尚可,二便如常,可见正气尚未完全亏虚,尚可攻表,正如《黄帝内经》所谓:"从外之内而盛于内者,先治其外而后调其内",故以疏风解表为法拟方,以麻黄、杏仁宣降肺气,桔梗、枳壳一升一降调理气机,荆芥、防风、薄荷疏风,前胡、百部、莱菔子以化痰,久病易入络,故加僵蚕加强疏风散结。

经治疗后表证已解,应当固本,患者神疲、腰酸、舌淡苔白乃脾肾气虚之象,口干、潮热、脉细略数乃阴虚之象,加之久病入络,故可见舌暗、舌底络脉迂曲。辨证当为气阴两虚血瘀,病位在脾肾,乃本虚标实之证。同时,肾穿刺活检结果支持急性间质性肾炎,考虑结合西医激素治疗,一般来说,激素类似于温热之品,易伤阴津,故中药调整为参芪地黄汤加味以益气养阴,兼顾活血,方中以六味地黄汤为底,加入黄芪、太子参、桃仁。现代药理研究表明,黄芪具有一定的免疫调节、降尿蛋白的作用;地黄既能补肾,且有激素样作用;桃仁具有减缓肾间质纤维化的作用,在切合病机的同时,也起到减少激素副作用的功效。

四 经验介绍

刘旭生教授认为,急性间质性肾炎起病较急,传变快,初期因感受湿热、热毒之邪,伤及脏腑,或有害物质中毒,损伤肾脏,至后期发展为脾肾亏虚,气阴两伤乃至阴阳两虚,病位多在脾肾。早期治疗应以祛邪为主,可结合病因不同辨证施治,但注意在祛邪时要益气保津,维护肾气;后期表现为虚实夹杂,易夹湿夹瘀,故应辨其缓急,治疗上或扶正为主,或祛邪为主。病情发作时,急则治其标,积极消除可逆因素,病情稳定时,从调整机体免疫功能着手,保护肾功能,防治病情复发。

本病早期较为隐匿,不易察觉,易被漏诊误诊。感染和药物是主要诱因,考虑药物引起的,要及时停用可疑药物;由感染引起的,大多表现为湿热蕴结证;临床上如存在呼吸道感染,可根据辨证适当选择具有抗链球菌作用的中药,如金银花、连翘、夏枯草、大青叶、黄芩、黄连、鱼腥草等;当患者有急性尿路感染,可酌情选用具有抗大肠埃希菌作用的清热利湿中药,如黄连、黄芩、黄柏、苦参、白头翁、秦皮、连翘、马齿苋等;对于慢性尿路感染且表现为肾气虚弱的患者则选用既能补肾又能抗大肠埃希菌的中药,如山茱萸、金樱子、川杜仲。

顾护脾肾应该贯彻始终,一方面是重视查找病因,防止病因的持续伤害,另一方面,也可以通过补益脾肾以达到减轻肾组织的进一步损伤、巩固疗效、保护肾功能的目的。根据现代药理研究,补肾中药中如熟地黄、山茱萸、女贞子、枸杞子、菟丝子、补骨脂、冬虫夏草、芡实、黄精、淫羊藿等具有减少氧化应激、促进肾小管恢复的功效;杜仲、何首乌、地黄、冬虫夏草及巴戟天等具有激素样作用,黄芪、菟丝子等具有免疫调节的作用。临床可根据辨证酌情选用。

第二十一节　尿路结石

一　疾病概述

尿路结石是肾脏常见疾病之一,其临床表现及特点取决于结石的大小、部位、引起梗阻程度及有无继发感染等而异。患者常常因肾绞痛、发作性血尿为主诉就诊,但也有很多患者可能无症状或症状不典型。典型症状表现为胁腹部、腰肾区阵发性刀割样绞痛,疼痛难忍,辗转反侧,可向下腹部、阴部放射,可伴恶心呕吐,尿频、尿急、尿痛、尿血等。尿路结石梗阻或反复合并感染可并发肾积水、梗阻性肾病及肾衰竭等严重并发症,应引起人们的重视。

80%的尿路结石是钙结石,其中大部分是由草酸钙组成,少数由磷酸钙组成。除此之外,还有尿酸结石、磷酸铵镁结石和胱氨酸结石。一个患者可能同时存在一种以上的结石。

本病的发病原因主要有 6 个方面:①由于体质或疾病的原因致尿中排出某些晶体

（如草酸钙、尿酸盐、磷酸盐及胱氨酸等）增多；②在患病的情况下，作为结石核心的胶体物质在尿中增多；③尿液中抑制晶体析出的物质（如焦磷酸盐、枸橼酸、镁盐等）不足，致尿中晶体容易析出；④各种原因引起尿流缓慢、郁积，尿中晶体容易在该处沉积；⑤某些病变（如肾小管性酸中毒）致尿液不能酸化；⑥与水源、生活、饮食习惯及遗传因素有关。

尿路结石属于中医学"石淋""血淋"的范畴。中医认为本病病位主要在肾、膀胱，与肝、脾相关。因感受外邪、饮食不节、情志失调、劳倦过度，致湿热蕴结下焦，尿液受其煎熬，浊质沉淀凝结，日久渐结成石，发为本病。后期移热于肾，日久可伤及肾阴，或过用清利之品，可损伤肾阳。《丹溪心法》指出："诸淋所发，皆肾虚而膀胱湿热也。"

二 经典医案

麦某，女，83 岁，2016 年 2 月 23 日因"腰酸痛 5 年余"初诊，既往 2011 年行腹膜后腹腔镜取石术，高血压病史 20 余年。

初诊：精神可，乏力，小便余沥，口干口苦，偶有嗳气、反酸，右膝酸痛，双侧腰部酸痛，纳眠可，多梦，夜尿 3~4 次，大便秘结，质硬。舌暗红，苔黄腻，脉沉滑。体格检查显示 BP 115/65 mmHg，心肺无异常，腹软，无压痛反跳痛，肌紧张，右肾区叩击痛(±)，双下肢无浮肿。辅助检查：泌尿系统 B 超显示右肾小结石（约 2 mm×2 mm），左肾未见明显结石声像，双侧输尿管未见明显扩张；尿常规显示尿潜血+；肾功能未见异常。接诊后，刘旭生教授考虑西医诊断为①泌尿系结石，②高血压病；中医诊断为石淋、腰痛，辨证属脾肾气虚，湿热瘀阻，以"标本兼治"为治则，治以健脾益肾，清热利水，活血化瘀为法。拟方如下：

黄芪 30 g，首乌藤 15 g，牛膝 15 g，薏苡仁 15 g，狗脊 15 g，覆盆子 15 g，枳壳 15 g，煅龙骨 30 g（先煎），茜根 15 g，合欢皮 15 g，白芍 20 g，肉苁蓉 15 g，决明子 15 g，炙甘草 5 g。

嘱患者多饮水，每日 2 000~3 000 mL，少食用杨桃、芒果等湿热类水果。

二诊（2016 年 4 月 5 日）：患者腰痛好转，咳嗽 2 天，畏寒，头昏沉，鼻塞流清涕，舌暗红，苔薄白，脉浮。尿常规显示尿潜血+++，红细胞+++。体格检查显示 BP 130/70 mmHg。刘旭生教授在上方基础上去牛膝、狗脊、覆盆子、煅龙骨，加陈皮 10 g，防风 15 g，桔梗 15 g 祛风止咳化痰，易炙甘草为生甘草。

三诊（2016 年 4 月 12 日）：患者外感症状好转，在第一方基础上加用党参补益脾土，易白芍为赤芍佐以活血祛瘀。

四诊（2016 年 7 月 18 日）：患者腰膝酸软好转，无嗳气，大便日 1 行，质可，但仍时有腰痛。复查泌尿系统 B 超提示右肾小结石（约 2 mm×2 mm），左肾未见明显结石声像；尿常规显示尿潜血+；前方减煅龙骨、赤芍、决明子、肉苁蓉，加桃仁 15 g，延胡索 20 g 以行气活血止痛。

五诊(2016年10月8日)：患者腰痛基本消失,胃脘部不适症状好转,原方加芡实15 g,山药15 g加强固本之效。

以上方加减服用约6个月后,患者病情稳定,至2017年2月复查泌尿系统B超显示未见明显结石征象,继续守前法治疗。随访至2018年,未见结石复发。

三 解读

患者为老年女性,乏力,嗳气反酸,小便余沥,夜尿多,腰酸为脾肾气虚,胃气上逆,膀胱气化不利,固摄无力之象;脾虚湿浊易生,郁而化热,湿热内阻,瘀血内生,口干口苦、舌暗红、苔黄腻均为湿热瘀阻之象;湿热瘀阻于腰膝,则见腰膝酸痛;湿热上扰于心,则多梦;湿热伤津,则大便秘结,质硬;脉沉滑也是脾肾气虚,湿热瘀阻之象。

刘旭生教授认为患者以脾肾气虚为本,湿热、瘀血为标,患者年迈,脾肾虚衰,治疗应以补益脾肾为主,不宜过用清利之品。故予黄芪、炙甘草以益气健脾,煅龙骨、牛膝、狗脊、覆盆子以益肾缩尿、强腰膝,配合薏苡仁清利湿热,枳壳以理气,肉苁蓉、决明子、白芍润肠通便,茜根活血化瘀,合欢皮、首乌藤以安神。患者二诊时出现外感,酌减补益药之滋腻,配合祛风止咳化痰之品。四诊时,经过近半年治疗后,患者腰膝酸软好转,大便情况改善,腰痛仍明显,考虑瘀血阻滞,减上方中煅龙骨、赤芍、决明子、肉苁蓉等润肠通便之品,加桃仁、延胡索以行气活血止痛。患者五诊时症状基本消失,继续巩固补益脾肾之效。

四 经验介绍

在尿路结石的防治中,刘旭生教授认为尿路结石以下焦湿热为根本病机,或夹血瘀;湿为阴邪,久则损伤脾肾阳气,或热灼阴伤,而表现出气虚或阴虚的临床症状。

中医药治疗尿路感染主要在促进结石排出、改善受损肾功能、减轻临床症状、防止结石复发等方面,故治疗应结合不同的临床表现和不同的阶段进行。一般而言,初起或在急性发作阶段,因膀胱湿热、砂石结聚、气滞不利所致,尿路疼痛较甚者,多为实证,治疗应以实则治标为原则,以清热利湿,通淋排石,活血化瘀为法,方药以石韦散加减;淋久不愈,尿路疼痛轻微,见有肾气不足,脾气虚弱之证,遇劳即发者,多属虚证,治疗当以标本兼治为原则,在利湿清热通淋的同时,或补脾益肾,或滋阴清热以共奏其功,方药以参芪地黄汤合石韦散加减。后期合并阴液耗伤者,宜六味地黄丸合石韦散;肾阳不足者,宜金匮肾气丸合石韦散。

而对于结石巨大或并发严重尿路感染、尿路梗阻、肾积水、肾功能不全的患者,应尽快手术解除梗阻、控制感染,最大限度地保护肾功能。

刘旭生教授主张对年老脾肾亏虚的患者,或术后,或久用抗生素患者即使暂时表现出一派湿热之象,也不可过用清利药物,免致"虚虚"之害,应及时顾护正气,以固本益气,裨益脾肾为主,使患者能尽快恢复。而手术术后易致瘢痕形成,并发尿路梗阻、肾积水等,故宜配合活血利湿之法,以期达到防止瘢痕形成,解除梗阻及积水的作用。此外,病之日久,肾内产生的晶体物质不能及时排出体外,有形之物聚而日久,阻碍气机,使气血运行不畅,久而成瘀,则疼痛不已,刘旭生教授主张在使用利水通淋、排石消坚的中药外,还加用行气活血、化瘀软坚的中药,如当归、桃仁、延胡索、赤芍、牛膝等,疗效更佳。

刘旭生教授在药物治疗尿路结石的同时,还特别强调膳食调养原则。刘旭生教授认为本病与饮食关系非常密切,除了建议多喝水(每日 2 000～3 000 mL),治疗中应根据结石成分配合饮食疗法:①含钙类结石应避免过多饮用含高钙的饮料及食物,如牛奶及钙乳类食品,低钠饮食可减少尿钙排泄;②草酸钙结石:多从食物中摄入,应少吃含草酸多的食物,如菠菜、土豆、番茄、芹菜、甜菜、红茶、可可等;③磷酸盐结石:因在碱性尿液中形成,故应多食用酸性食物,如畜禽肉类、鱼虾类、蛋类、谷物花生等,同时限制含钙高的食物;④尿酸盐结石:由高尿酸血症引起,故应禁食含嘌呤高的食物,如动物内脏、浓肉汤、蘑菇、豌豆、龙须菜、沙丁鱼、凤尾鱼、鱼子等,应多食蔬菜水果,多饮水,降低尿酸浓度。

第二十二节　梗阻性肾病

一　疾病概述

梗阻性肾病是因尿液排出障碍引发的肾脏结构和功能损伤的泌尿外科常见疾病,其典型病理改变为炎性细胞浸润、细胞增殖与凋亡、胶原成分异常沉积及肾间质纤维化。目前临床上对梗阻性肾病的治疗主要为解除梗阻,恢复尿路通畅,但是很多患者在梗阻因素解除后肾功能仍不能恢复,甚至继续恶化。

最近的研究表明,梗阻性肾病与氧自由基引起的氧化应激和肾小管上皮细胞凋亡有密切联系。梗阻造成肾积水继而肾盂内压力升高,引发肾脏血流动力学改变。肾小管血供减少诱发肾小管上皮细胞缺血缺氧性坏死和细胞凋亡,同时缺氧导致大量氧自由基释放,进一步加重肾小管上皮细胞的氧化损伤;肾血流量的减少还可导致肾小球滤过率下降和肾素-血管紧张素-醛固酮系统(renin-angiotensin-aldosterone,RAAS)激活。该系统激活后产生大量氧自由基和核因子-κB（nuclear factor-κB，NF-κB），诱导促凋亡信号释放，导致肾小管上皮细胞凋亡。

中医认为，梗阻性肾病引起的慢性肾衰竭，属于中医学"腰痛""淋症""癃闭""关格"等范畴。本病因为感受外邪、饮食不节、劳倦过度或先天不足等引起。感受外邪致肺失宣降，治节失调，三焦水道通利，湿浊贮留，伤及脾肾；饮食不节致脾胃受损，脾虚日久伤肾；过劳伤气，脾肾受损，加之情志刺激致脾失健运、肝郁化火灼伤肾阴，使脾肾虚损更甚。随着病情的发展，正虚不复，可由虚致损，肾气亏虚可引起肾的气化功能障碍，不能及时疏导、转输、运化水液及毒物，因而形成湿浊、湿热、瘀血、尿毒等毒邪。湿瘀日久，炼化成石，阻塞膀胱尿道而致病。

二　经典医案

谢某，男，60岁，2014年8月26日因"反复腰痛3年余"初诊。患者1998年曾因腰痛至外院就诊，行B超检查后诊断为泌尿系统结石，予手术取石治疗，患者症状好转。2011年患者开始出现腰痛，乏力，恶心等症状，于外院就诊，查泌尿系统B超提示考虑输尿管远端梗阻，予以手术治疗，患者症状好转后出院。2013年患者行泌尿系统B超复查显示双肾结石，右肾体积减小。2014年6月24日于外院查肾功能指标显示尿酸473 umol/L，血肌酐113 umol/L。

初诊：腰痛，易疲劳，偶有头痛，无头晕，右足跟、左跖趾关节疼痛，口苦，二便可，舌红，苔黄，脉沉。接诊后，刘旭生教授认为，患者反复出现腰痛3年余，病情长，属于慢性疾病；患者肾功能尚可，根据患者相关临床症状，考虑患者腰痛与双肾结石有关。患者右足跟、左跖趾关节疼痛，且1个月前于外院检查示血尿酸偏高，初步诊断为①梗阻性肾病，②高尿酸血症，③痛风性关节炎。为支持以上诊断，拟完善肾功能及泌尿系统B超复查。中医诊断为慢性肾衰竭、石淋，辨证属湿热下注，热瘀互结，治以清热利湿，活血化瘀。拟方如下：

黄芪30 g，山萸肉10 g，芡实20 g，莪术10 g，赤芍15 g，白花蛇舌草15 g，丹参15 g，佛手15 g，金樱子15 g，金钱草30 g，海金沙15 g，鸡内金30 g，秦皮15 g，生甘草5 g。

二诊（2014年11月25日）：查肾功能指标显示血尿酸441 umol/L，血肌酐111 umol/L。泌尿系统B超显示右肾小结石，右肾体积缩小，左肾、膀胱未见明显异常。结合患者检查结果，考患者双肾结石较前明显好转。询问患者得知，自初诊后患者继服前方20余剂，自觉症状明显好转。目前患者"梗阻性肾病"诊断明确。血尿酸也较之前明显下降。患者现症见乏力疲倦，口苦，偶有腰酸痛，右足跟、左跖趾关节疼痛较前减轻，舌暗红，苔黄腻，脉细。脾虚明显，中药前方去白花蛇舌草、金樱子、芡实，加山药15 g，知母15 g，络石藤15 g，炒白术15 g。

三诊(2015 年 4 月 28 日):患者乏力疲倦、腰酸痛明显改善,口苦,右足跟、左跖趾关节疼痛消失,患者治疗效果可,中药前方去络石藤、金钱草、海金沙、秦皮、佛手,加石斛15 g,白芍 20 g,桑寄生 15 g,牛膝 15 g。后患者维持中药口服治疗,随访至 2015 年底无明显不适。

三　解读

结合本病的中西医病理,刘旭生教授认为重在预防及尽早解除梗阻,促进肾功能的恢复;中医的对症治疗与西医的手术方法各有优点及不足。借用现代医学,行手术解除梗阻为梗阻早期治疗的关键,若能及时解除梗阻,肾脏功能受损后尚能逐步恢复,中医药方面可配合清理湿热之药,辅助清热利湿解毒兼护正气。不能盲目地坚持中药对症治疗,耽误梗阻性肾病的治疗。待手术解除危险后可予以中药善后调复。虽然急性的梗阻性肾病多以邪实为主要表现,但究其根本尚可见病损及本之迹,且术后机体本虚,中药治疗可以清补兼施促进康复。结合考虑术后的证候改变及手术外力导致的泌尿系统及腰腹部损伤的情况,针对湿热蕴结、气滞血瘀而施以清热利湿通淋、行气活血之法,可予益气补肾、活血化瘀之方药;待邪气减退,虚证显现,宜针对脾气不足及脾肾亏虚的情况予加强益气健脾、补肾填精之力度,少用清热利湿等药。

四　经验介绍

刘旭生教授认为,尽早解除梗阻,促进肾功能的恢复至关重要。若梗阻日久未除,肾脏受损难复,则为永久性损伤,对此当以保护存留肾功能,延缓肾脏的受损为主。

梗阻性肾病起病隐匿,病程较长,脾肾气虚之象较显著,疾病以功能性受损为主,此时中医药的功效较显。针对疾病的病因病机,以标本兼治为中心思想,强调补益脾肾以扶助正气,增强抗病能力,缓解临床症状,保护肾功能。刘旭生教授认为,肾虚为结石性梗阻性肾病的病机关键所在,无论新病久病,结石大小均存在肾虚的一面,另外,由于肾气不足,气化无力,尿浊不能正常宣泄于外而内停,形成砂石。另外,肾气虚日久无力温煦脾土致脾肾两虚,气化失施,水液内停,郁而化热,又因久居南方湿地,内外夹邪,故可辅以清热利湿之药,驱余邪外出。

临床上还有部分梗阻性肾病患者表现以阳虚为主。刘旭生教授认为,《素问·生气通天论》所言"阳气者,若天与日,失其所则折寿而不彰,故天运当以日光明。是故阳因而上,卫外者也。"阴阳失调或失衡是人体基本病理变化之一,尤以阳气受损和阳气失常为先导的。所以,阳气受损与失常,乃疾病或死亡之根源,如《素问生气通天论》曰:"故阳强不能密,阴气乃绝。"阳虚患者临床上多表现为畏寒肢冷、下肢尤甚,面色㿠白,腰膝酸冷,耳鸣耳聋,记忆力减退,反应迟钝,毛发脱落,小便清长,大便稀溏或秘结;或男子阳痿、滑精;女子带下清冷、月经不调,舌淡、苔白,尺脉沉细或沉迟。在临床治疗中,刘旭生教授强调根据阳气受损的不同程度,对梗阻性肾病的病情轻重缓急需做出判断,尤其是慢性梗阻性,因为经年累月的慢性梗阻,阳气日渐受损,若不能固护已经损伤的阳气,部分患者即使手术成功,也会出现比较差的愈后。对于这部分患者,刘旭生教授通常在手术治疗前后,切入中医扶阳法,运用扶阳的中药方剂,标本同治,提高患者生活质量,促进患者全身功能的早日康复。

而西医治疗方面,刘旭生教授认为需要根据病情而定。结石 7~15 mm 大小者可用震波碎石方法去除,在输尿管中下段结石经保守治疗(大量饮水、中药、跳绳等)后仍无效者应采用在膀胱镜下逆行取石方法,有时结石影响肾功能或用上法不能成功者则需外科手术去除。常常需要同时使用抗生素,不少梗阻性肾病梗阻并不完全,但因继发感染造成水肿,炎症分泌物阻塞等可以使梗阻变得更明显,经抗生素使用后,梗阻可以明显好转,但使用剂量及选择用药需依据培养及肾功能情况而加以调整。由肿瘤等原因引起者需应用化疗或外科手术处理。梗阻后所出现的多尿等造成水、电解质等紊乱应及时予以纠正。

梗阻性肾病临床较常见,容易确诊,但需弄清梗阻的病因。刘旭生教授认为,对于本病首先应注重提高自身的诊断水平,治疗上应发挥中西医结合优势,以改善患者的预后。

第二十三节　慢性肾衰竭(上)

一　疾病概述

CKD 是一类常见的、严重危害人类健康和生命的疾病。它起病隐匿,不易察觉,当出现明显不适症状时,往往提示疾病已经进展至难以挽回的程度。因此,它常常被比喻为"无声的杀手"。慢性肾衰竭(chronic renal failure, CRF),是诸多 CKD 的终末期阶段,此时可表现为肾小球滤过率下降,水电解质代谢异常、贫血、矿物质和骨代谢异常、消化系统症状等临床症状。其病情往往不能逆转,对社会造成了沉重的负担。因此,如何早期发现,有效地延缓 CRF 进展,维持肾功能的稳定,是全球肾脏病学界共同关注的难题。

现代医学对 CKD 的防治提出一体化的措施,包括以下三个方面:①积极治疗高血压、糖尿病等常见原发病,控制高危因素,对高危人群定期筛查,做到早期发现、早期诊断;②对诊断明确的 CKD 患者,应积极控制血压、血糖,减少尿蛋白,避免感染、药物等加重肾功能损伤的危险因素,以达到延缓慢性肾功能进展的目的;③对 CKD 晚期,即 CRF,出现心血管疾病、贫血、矿物质代谢紊乱及骨代谢紊乱等各系统并发症者,应积极控制并发症,必要行肾脏替代治疗(如血液透析、腹膜透析、肾移植),提高患者的生存质量,降低病死率。其中,积极控制前面提到的危险因素,有利于减轻肾脏的负担,最大程度地保存肾功能,降低肾脏病的进展。

CRF 多属于中医学"关格""癃闭""水肿"等范畴。其主要病因有内外之分,外因为诱因或疾病加重的因素,常见有风、寒、热、毒等外邪;内因为疾病发生发展的根本,主要包括饮食、情志、劳倦、房室、药物等所致脏腑虚损。其病机特点为本虚标实,虚实错杂;病位主要在脾、肾,与肝、心、肺等相关。其中,虚证包括气、血、阴、阳的亏虚,实证主要是指病理因素的蓄积,多为湿浊、水毒和瘀血等。

二 经典医案

案 1. 吴某,女,74 岁,2011 年因"体检发现肌酐升高"至中山医就诊,当时血肌酐 270 umol/L,完善相关检查诊断为慢性肾功能不全,既往肾结石,高尿酸血症病史 3 年,服用别嘌醇片降尿酸处理,无高血压、糖尿病病史。间断在广东省中医院门诊就诊。

初诊(2016 年 4 月 26 日):患者神疲,乏力,面色萎黄,少许头晕,无头痛,无恶心呕吐,无畏寒肢冷,纳一般,眠差,小便无不适,大便硬。体格检查显示双下肢无浮肿,舌质淡暗,苔白,脉沉细。辅助检查:尿常规显示尿蛋白+,血肌酐 284 umol/L,血尿素氮 18.4 mmol/L。接诊后,刘旭生教授考虑西医诊断为 CKD 5 期;中医诊断为 CRF,辨证属脾肾两虚,湿浊瘀阻,以"标本兼治"为治则,治以健脾益肾,利湿化浊活血为法,方选参芪地黄汤加减。拟方如下:

黄芪 30 g,熟地黄 15 g,山茱萸 15 g,淮山药 25 g,丹皮 15 g,茯苓皮 30 g,淫羊藿 15 g,大黄 10 g,丹参 20 g,桂枝 5 g,天麻 15 g,藿香 15 g,甘草 5 g。

二诊(2016 年 7 月 20 日):患者神可,乏力稍改善,无明显头晕头痛,纳一般,眠可,二便正常。体格检查显示双下肢无浮肿,舌质淡暗,苔白,脉沉细。辅助检查:血肌酐 258 umol/L,血尿素氮 16.11 mmol/L,血尿酸 397 umol/L。中药方面,考虑湿邪渐退,原方茯苓皮减为 15 g,大黄减为 5 g,加菟丝子 10 g 补益肾气。

三诊(2016 年 10 月 12 日):患者神可,乏力好转,无明显不适,纳眠可,二便正常。舌质淡红,苔白,脉细。辅助检查:血肌酐 256 umol/L,血尿素氮 18.17 mmol/L,血尿酸 385 umol/L。中药守方续服。

以上方加减服用约 6 个月后,患者病情稳定,至 2017 年 10 月复诊无特殊不适,继续守前法加减治疗。

案 2. 曾某,女,46 岁,就诊时间 2015 年 4 月 17 日。患者于 2015 年 4 月初,在无明显诱因下出现疲倦乏力感明显,少许头晕,恶心欲呕感,遂至当地门诊就诊,诊断为 CKD 5 期(尿毒症期)、高血压病 3 级,遂至广东省中医院门诊就诊。

初诊:神清,精神疲倦,乏力,少许头晕,无发热恶寒,无耳鸣,口干,无口苦,少许恶心欲呕,纳差,无腹痛腹胀,眠可,二便调。体格检查显示双下肢轻度浮肿,双侧肾区叩击痛(-),舌淡暗,苔薄白,脉沉细。辅助检查:血尿素氮 12.26 mmol/L,血肌酐 339 umol/L,血尿酸 482 umol/L;尿常规显示尿潜血++,尿蛋白+。接诊后,刘旭生教授考虑西医诊断为 CKD 5 期,高血压 3 级(很高危组);中医诊断为 CRF,辨证属脾肾气虚血瘀,以"标本兼治"为治则,治以健脾益肾活血为法,方选补脾益肾方加减。拟方如下:

黄芪 30 g,党参 25 g,白术 15 g,山药 15 g,茯苓 15 g,菟丝子 15 g,桃仁 10 g,制何首乌 15 g。

二诊(2015 年 5 月 18 日):患者神清,精神改善,少许头晕,恶心欲呕改善,纳眠可,二便调。舌淡,苔薄白,脉沉细。辅助检查:血肌酐 290 umol/L,血尿酸 470 umol/L。患者仍有少许头晕,前方基础上加用天麻 10 g 祛风止眩;防止制何首乌滋腻妨碍脾胃运转,制何首乌减量为 10 g。

三诊(2016 年 1 月 25 日):患者神清,精神可,无头晕头痛,近日少许受凉,鼻塞流涕,无咳嗽咳痰,无发热恶寒,纳眠一般,二便调。舌淡暗,苔薄白,脉浮细。辅助检查:血肌酐 263 umol/L,血尿酸 499 umol/L。考虑患者外有表寒,前方去制何首乌、桃仁,加用桂枝 10g,生姜 15 g 以祛风散寒。

以在原方基础上加减服用近 1 年,患者病情基本稳定,2016 年 4 月 29 日复查血肌酐 295mol/L,无特殊不适,继续守前法加减治疗。

三　解读

案 1 患者高龄女性,脾肾之气渐虚,初诊时,尿蛋白阳性,为肾气虚失其封藏固精之用,导致精微下注从尿而出之象;神疲,乏力,纳一般,舌淡,脉沉细为脾肾气虚之象;头晕为脾肾气虚,清阳不升、水虚风阳上扰之象;大便硬,苔白,舌暗为湿浊瘀阻之象。辨证属脾肾气虚,湿浊瘀阻,脾肾之虚为本,湿浊瘀阻为标;治疗上,立法以健脾益肾,利湿化浊活血为法,处方以参芪地黄汤加减,是标本兼治,扶正祛邪之法,以期正复邪去。

参芪地黄汤是清代名医沈金鳌治疗脾肾不足,侧重于气虚的名方,方以党参、黄芪补益脾肾之气,地黄、山萸肉等填固肾中之精,使肾有所藏精,精藏则气化有源,气健则藏精有力,不至精微外出。刘旭生教授结合黄春林教授和自身临床经验,在原方基础上去党参,加淫羊藿以加强温肾之力,加减化裁用于治疗慢性肾衰竭辨证属于脾肾两虚者。方中黄芪,色黄、味甘,法中土之象,健脾益气,为补药之长;熟地黄九蒸九晒,色暗、味厚,补肾填精,为滋水之源;山茱萸补肾犹能养肝;淮山药健脾亦可填精;丹皮、茯苓于补药中兼有清利之用;桂枝、丹参活血以化瘀,大黄活血以泄浊;辅以天麻降下焦上逆之风阳,加藿香化中阻之湿浊。全方主次分明,补益中不忘行导,滋养中注重消导,共奏健脾益肾,利湿化浊活血之效。

案 2 患者初诊时,尿蛋白、尿潜血阳性,为肾气虚,固摄失司而致精微下注之象;精神疲倦,乏力,少许恶心欲呕,纳差,双下肢浮肿为脾气亏虚,运化无力之象;头晕、口干为脾虚精微、津液不能上乘之象;舌淡暗,苔薄白,脉沉细为脾肾气虚血瘀之象。治疗上以健脾益肾活血为法,处方以补脾益肾方加减。

补脾益肾方为刘旭生教授带领下治疗 CRF 的专科专病专方,其中制何首乌、菟丝子补肾,黄芪、党参、白术、茯苓、山药健运脾胃,共奏补益脾肾,补益先后天之功。临床随患者不同阶段的表现,随证加减。

四　经验介绍

CRF 病程冗长,病情错综复杂,病性多见虚实、寒热错杂;病位以脾肾为根本,累及其他脏腑。对于错综复杂的病情,刘旭生教授认为在对疾病的认识上,应当注重中医整体观念的指导,立足于人是一个整体这个全局去认识、分析病情。在治疗上,也要从全局的角度去分析,不能被某个症候所蒙蔽。本病阴、阳、气、血的亏虚,是疾病的根本所在,而湿邪、血瘀、浊毒等邪气,是疾病进展加重的因素,两者相互的媾和影响是导致此病迁延不愈,甚至恶化的关键所在。治法上应分清标本虚实,轻重缓解,以本虚为纲,本者脾肾虚也;标实为目,标者,病之湿浊瘀血也。刘旭生教授强调在临床实践中要认真分析病情,把握疾病过程中各个阶段的细微变化,结合患者症状、体征、实验室检查等,及时调整用药方案,最大程度保护患者的肾功能情况。在注重 CRF 之本在肾的基础上,刘旭生教授强调脾胃的调理,执中央以运四旁。对于脾胃之气不足的脾肾亏虚患者,误投大量滋腻之品,将有碍脾胃之运转,使精微难以化生。五脏六腑皆禀气于脾胃,脾胃亏虚,诸脏皆无生气。

除此之外,刘旭生教授也十分注重根据患者病情的变化,四诊合参,随证加减用药,善于灵活化裁。如外感风寒者,刘旭生教授常加用荆芥、防风、桂枝、辛夷花等祛风解表;排尿不适湿热明显者,可加车前草、荸荠等清利湿热;纳差,恶心欲呕湿邪不运者,可加藿香、白术、法半夏、砂仁等;皮肤瘙痒者可加地肤子、白鲜皮等;大便不通者,可加大黄、枳壳等。

刘旭生教授根据 CKD 临床表现、中医四诊资料、现代医学认识,加之多年的临床实践经验,总结出 CRF 病位在于脾、肾,病性属本虚标实,以脾肾气虚为本,而湿、瘀之邪贯穿于整个病程当中。针对本病病机,刘旭生教授并结合本专科多年来大量病例所提供的数据支持,提出"补脾为主,益肾为辅,补后天以养先天,益先天以助后天"的治疗原则,使"后天之气得先天之气,则生生而不息;先天之气得后天之气,始化化而不穷也"(《医宗金鉴》)。

临床上,部分 CKD 4、5 期患者,希望能使用药物保守治疗,以延缓进入透析的时间。由于疾病的复杂性,治疗难度大,刘旭生教授提出,CRF 的治疗需要综合治疗,做到中西兼顾,衷中参西,以患者病情需要为导向,发掘诸多治法,多管齐下,综合治疗。除了传统的口服中药,刘旭生教授提倡配合中医外治法,如结肠透析疗法,将中医汤剂灌入直肠或结肠内,通过肠黏膜吸收,调整水、电解质和酸碱平衡,同时将毒素排出体外;如荞麦包外用治疗肾病水肿,促进局部微循环血流加快,改善局部供血供氧,促进组织间液回流入血;如艾灸箱,将其置于特定的位置,起到温阳补气、温通经络、散寒消瘀、祛湿利水的功效。各种疗法需要辨证使用,结合临床实际灵活运用,亦能起到良好的治疗作用。

第二十四节　慢性肾衰竭(下)

一　疾病概述

CRF 是由于各种原因引起的肾脏损害和进行性恶化的一种临床综合征,发展至晚期称为终末期肾病(end-stage renal disease, ESRD),也称为尿毒症。为了更早地干预和去除肾病进展的危险因素,改善患者的预后,美国肾脏病基金会制定了 NFK‐K/DOQI,提出了 CKD 的概念。根据 NFK-K/DOQI,CKD 定义为肾脏损害(包括结构或功能)和(或)肾小球滤过率(glomerular filtration rate, GFR)下降至小于 60 mL/min,持续 3 个月,并根据 GFR 将 CKD 分为 5 期。换句话说,CRF 是 CKD 进行性进展引起肾单位和肾功能不可逆的丧失,而 CKD 3~5 期是 CRF 的范畴。CRF 多由糖尿病、高血压,以及原发性肾小球肾炎等发展而来,早期常无明显症状,随着病情进展,可出现倦怠乏力、恶心呕吐、水肿、少尿、皮肤瘙痒等症状,甚至是气促、无尿、神志昏迷等危急重症。目前针对 CRF 的治疗尚无根治的方案,主要以治疗原发病和防治并发症为主,以延缓进入 ESRD 时点为治疗目标。

CRF 归属中医学"癃闭""关格""水肿""虚劳"等范畴,多由水肿、淋证、尿血等发展而来,现代中医学亦称之为 CRF。中医认为,该病病因以先天禀赋不足,后天失养,加之风邪外袭,内生湿热而致,核心病机为脾肾功能失调,肾之开阖失调,脾之运化失司,以致风湿、湿浊、湿热、瘀血、浊毒等毒邪不能排出,壅滞三焦,进而影响五脏六腑功能而发病。

二 经典医案

案1. 梁某,男,30岁,2015年12月29日因"体检发现蛋白尿伴肌酐升高3年"初诊。患者2012年12月25日体检发现尿潜血++,尿蛋白++,至外院就诊,诊断为慢性肾炎综合征,自2013年3月始予雷公藤每日3粒,2013年11月减量至每日2粒,后病情反复,长期服用雷公藤。患者既往肌酐升高(自诉170~190 umol/L),2015年12月29日查血肌酐182 umol/L。诉有生育要求,欲停服雷公藤,并拒绝服用激素免疫抑制剂,寻求中医药治疗,遂来就诊。

初诊:精神疲倦,咳嗽,咯少量黄痰,口干咽干,无发热恶寒,纳呆,眠差多梦,小便夹泡沫,无夜尿,大便溏,日一行,眼睑及双下肢无浮肿。舌尖红,苔黄厚,脉细数。

接诊后,刘旭生教授认为根据既往血尿蛋白尿病史,现血清肌酐为182 umol/L,按CKD-EPI公式计算,应属CKD3期。初步诊断为慢性肾衰竭代偿期(CKD 3期)、慢性肾炎综合征。中医诊断为CRF,辨证为脾虚湿热、肾阴不足,治以健脾补肾,清热化湿,嘱患者每日进行穴位按摩15 min,选取涌泉、丰隆、三阴交、阴陵泉,并予自拟益肾化湿方。拟方如下:

旱莲草15 g,女贞子15 g,夜交藤20 g,有瓜石斛15 g,菟丝子15 g,牡丹皮15 g,茯神20 g,郁金15 g,绵茵陈15 g,知母15 g,浙贝母15 g,蒲公英20 g,甘草5 g。

二诊(2016年1月12日):尿潜血++,尿蛋白+。症见精神疲倦较前好转,无咳嗽咯痰,无口干咽干,纳可,眠欠佳,多梦,小便夹少量泡沫,大便日一行,质可,眼睑及双下肢无浮肿,舌暗红,苔薄黄,脉沉细。刘旭生教授认为患者目前临床诊断明确,病情稳定,可维持保守治疗,患者湿热象较前减轻,无口干咽干,无咳嗽咯痰,中药在前方基础上去知母、浙贝母,加茜根凉血止血、合欢皮安神助眠。

三诊(2016年3月22日):尿蛋白转阴,尿潜血+。患者无明显不适,仅诉较正常人怕冷,纳眠可,二便调。中药在前方基础上去夜交藤,加黄芪扶助正气。患者于2015年12月20日雷公藤减量至每日1粒,2016年3月停用雷公藤。后定期门诊就诊,尿蛋白维持在-~±之间,血清肌酐维持在170 umol/L左右。

案2. 傅某,男,65岁,2013年01月14日因"发现肌酐升高1年"初次来诊。2012年3月行肾穿刺活检提示不典型膜型肾病。既往胃间质瘤行部分切除术,PET-CT发现右肺尖小结节影,磨玻璃样改变,行手术切除治疗。近6月肌酐缓慢上升,2012年12月11日血清肌酐159 umol/L,患者拒服西药,欲寻求中医治疗,遂来就诊。

初诊:精神疲倦,平素畏寒,面色萎黄,四肢末端自觉冷感,纳差,眠可,尿量偏少,每日 800~1 000 mL,小便夹泡沫,夜尿 2~3 次,大便日一行,质可。贫血貌,双下肢凹陷性浮肿。舌淡红,苔白腻,脉沉细。

接诊后,刘旭生教授认为患者出现肌酐升高已 1 年,近 6 月缓慢上升,属于慢性病变,肾穿刺活检提示不典型膜性肾病,一般进展较缓慢,可考虑纯中药治疗。现血清肌酐 159 umol/L 按 CKD-EPI 公式计算,应属 CKD3 期。初步诊断为(CKD 3 期)、膜性肾病(非典型性)。中医诊断为 CRF,辨证为脾肾不足,阳虚水泛,治以"健脾补肾,温阳化水",嘱患者坚持每周艾灸 1~2 次,选关元、气海、肾俞、膀胱俞穴,中药汤剂予真武汤加减。拟方如下:

白术 15 g,白芍 15 g,茯苓 20 g,熟附子 15 g(先煎),黄芪 40 g,桂枝 10 g,菟丝子 15 g,益智仁 15 g,淫羊藿 15 g,党参 25 g,芒果核 20 g,芡实 20 g,玉米须 10 g。

二诊(2013 年 6 月 24 日):血清肌酐 134 umol/L。症见精神可,畏寒减轻,四肢末端冷感好转,面色㿠白,纳眠可,小便量正常,夹少量泡沫,夜尿 2 次,大便日一行,质可。眼睑及双下肢无浮肿。舌暗红,苔薄白,舌根苔腻微黄,脉沉细。刘旭生教授认为目前临床诊断明确,病情有所缓解,可维持保守治疗,患者舌根苔腻,下焦邪困,中药在前方基础上去桂枝、白芍、淫羊藿,加牛膝引药下行、丹参活血祛瘀、山药健脾补肾。

三诊(2014 年 3 月 3 日):血清肌酐 114 umol/L。症见精神可,无畏寒发冷,面色如常人,纳可,眠欠佳,尿量可,夜尿 1~2 次,大便调。眼睑及双下肢无浮肿。舌淡红,苔薄黄,脉沉。刘旭生教授考虑患者阳虚象较前明显改善,在前方基础上去附子,加黄精补脾益气、滋肾填精。

四诊(2015 年 4 月 13 日):血清肌酐 101 umol/L。患者未诉特殊不适,纳眠可,尿量正常,夜尿 1 次,大便调。眼睑及双下肢无浮肿。舌淡红,苔薄白,脉沉。中药在前方基础上去丹参,加杜仲以增强补益肝肾之效。后定期复诊,持续纯中医治疗,随访至 2016 年 10 月 28 日血清肌酐 102 umol/L,病情稳定。

除了上述中药及穴位的治疗外,刘旭生教授还对患者进行慢病管理,由团队的专科医生、研究生及专科护士共同对患者的病情进行关注和管理,根据患者的病情进行健康宣教,并定期开展肾病健康讲座,指导患者正确认识疾病,调节饮食、运动和生活习惯。

三　解读

结合本病的中西医病理,刘旭生教授认为肾为水脏,为"先天之本",肾藏精,主司膀胱开阖,脾为"后天之本",主运化,主统血,CRF 患者多为先天不足,后天失养,脾肾亏虚。在中医学说中虽无"肌酐"和"蛋白"之名词,但肌酐其实是一种内生毒素,应属"湿浊瘀毒"的范畴;蛋白则是一种营养物质,应则属中医学"精微"的范畴。中焦运化失调,湿热下注,膀胱开阖失司,精微下泄,故 CRF 患者常见"尿浊"(蛋白尿);肾阴不足,易伤肾络,脾气不足,易至出血,故常见"尿血"(镜下血尿)。久病者脾肾亏虚,运化失常,常内生湿浊毒邪蓄积三焦,在检查上常表现为"肌酐升高"等异常。

案1的患者病久,又久居岭南湿热之地,易感湿热之邪,无发热恶寒,症见咳嗽咯黄痰、口干咽干、纳呆便溏、眠差多梦,辨证为"脾虚湿热、肾阴不足"。治疗上,以标本兼治为则,以"健脾补肾,清热化湿"为法。刘旭生教授重在固本清源,首当固护先天之本,故方中以旱莲草、女贞子滋补肾阴,以菟丝子固肾敛精,以有瓜石斛、浙贝母、知母、蒲公英清热化痰止咳,以郁金、绵茵陈、牡丹皮祛湿化瘀,以夜交藤、茯神宁神助眠,再加甘草调和诸药。除中药治疗外,嘱患者按摩涌泉、丰隆、三阴交、阴陵泉,刺激穴位以行经气,与中药配合增强疗效。刘旭生教授临证治疗尿浊患者,善用菟丝子、杜仲以补肾涩精。

案2的患者主要困于寒湿瘀毒,初期阳虚水泛,双下肢浮肿,后期阳虚改善,但夜尿频多。刘旭生教授临证重视辨证论治与辨病论治相结合,前期以真武汤证为主,以附子、黄芪温阳补气,桂枝温经通脉,菟丝子、益智仁、淫羊藿暖肾缩尿固精,党参、白芍、白术健脾养血,茯苓、芡实健脾化湿,芒果核行气开胃,玉米须利尿渗湿。除中药治疗外,嘱患者艾灸关元、气海、肾俞、膀胱俞,温阳补气,直达病所,使温阳补肾之力更为直接。后期患者阳虚减轻,拟方以参苓白术散加减,注重调理脾胃,充后天之本,以养先天之本。对于CRF患者,健脾与补肾并重,健脾与补肾都应贯彻始终,在辨证的基础上采用中药汤剂、特色疗法,以及科学的慢病管理等一体化综合疗法,往往能达到事半功倍的疗效。CRF的治疗是一个漫长的过程,一般以延缓进入透析的时点和提高生活质量为目标,部分病情较轻的患者若及时干预,肾功能可以维持在稳定的水平,甚至有所改善。

四 经验介绍

刘旭生教授衷中参西,结合脏腑辨证、八纲辨证,以及微观辨证等方法,发现并总结CRF的辨证规律,采用一体化综合治疗方法治疗本病。刘旭生教授强调要发挥中医治疗在CRF进程中的优势,对于CRF非透析期,着重缓解伴随症状,延缓肾衰竭进展;对于尿毒症期,在于防治并发症,提高患者生存质量。

CRF起病缓慢且隐匿,病程较长,在发展过程中又有诸多变化。刘旭生教授认为CRF初病在脾,日久及肾,脾肾同病,甚则肾之真阳衰竭,出现危象。脾为后天之本,气血生化之源,脾伤则不能化生气血,脾虚则不能运化水湿,致水湿内停,久病伤肾而至肾阳虚衰,故本病患者常见倦怠乏力,少言寡语,面色无华,眼睑及双下肢浮肿,尿少、尿频、尿浊等症状。本病多由水肿淋证等多种病症发病而来,病程冗长,病机错综复杂,正虚兼夹邪实,以正虚为本,邪实为标,形成本虚标实、虚实夹杂之证;关键病机在于脾肾功能失调,脾失运化,肾失开阖,水液浊毒不能及时祛除,形成湿热、瘀血、痰热、湿浊、水湿等内生之邪,进而影响五脏六腑、四肢百骸,产生临床诸症。在病程进展中,由于脾肾亏损和内生之邪在体内蓄积程度不同,因此不同时期的临床表现侧重不同。病久可累及他脏而产生变证,如邪陷心包,心营受损,可致昏睡,甚则神昏等危侯。

刘旭生教授治疗 CRF 整体思路,为补益脾肾贯穿始终,分期辨证,综合治疗。肾为"先天之本""生命之根",脾为"后天之本""气血生化之源",胃为"人之根本""水谷之海"。无论在病变哪个阶段,都要顾护脾肾,并且要兼顾胃气盛衰。本病病情迁延难愈,且变证丛生,单纯汤药难以药到病所,故刘旭生教授提倡综合治疗,在辨证的基础上结合中药结肠透析、中药药浴、中药沐足和甘遂末敷脐等外治疗法,进行多靶点、多方位治疗,往往起到事半功倍的疗效。此外,本病是进展性疾病,病情难以逆转,需要终身治疗和调理,因此刘旭生教授还强调患者自我管理的重要性。

在西医方面,刘旭生教授认为,CRF 患者应注意其肾功能检测并给予及时处理,更为重要的是临床上对不明原因肾功能损害的患者应尽量确诊原发病,必要时需做肾脏活检以明确病理类型,便于明确诊断及制定不同的治疗方案。治疗应重在对肌酐和对尿蛋白的控制,而中医的辨证治疗与西医激素替代治疗各有优势,又各有不足,应互相学习、取长补短。对于部分大量尿蛋白的患者,激素或免疫抑制剂治疗能更快地控制病情降低蛋白尿,但若用法不当也会引起病情反复,并产生多种毒副作用。而中医的辨证治疗可个体化制定治疗方案,缓解临床症状,调节机体整体功能,而找准中医介入的切入点是关键。

第二十五节　慢性肾衰竭相关性营养不良

一　疾病概述

CKD 患者营养不良是由于尿毒症毒素蓄积导致消化道功能障碍,出现蛋白摄入减少、饮食蛋白的质量低下、疾病状态下营养需求增加和透析过程中氨基酸-能量丢失所致的体内蛋白和能量不足,以致不能满足代谢需要,简称蛋白质-能量营养不良。其主要表现为血清白蛋白、胆固醇降低,必需氨基酸减少,低钾、低磷血症,蛋白代谢率降低,干体重进行性下降等。

研究显示,蛋白质-能量营养不良是 CKD 患者的重要并发症,同时也是 CKD 的独立危险因素。多发生在 ESRD 患者中,直接影响患者的生活质量,并与病死率密切相关。CKD 3、4 期是疾病进展至 5 期的中间环节,临床上迫切需要能够改善 CKD 3、4 期患者营养不良状态的药物和方法,以延缓疾病进展。研究表明,营养不良会加速肾小球滤过率和肾血流量的下降,而肾功能的下降又会加重营养不良,形成恶性循环,晚期营养不良,甚至导致有效血流量和心输出量下降,容易发生心血管事件。营养不良在维持性血液透析患者中发病率为23%~76%,是透析患者高住院率及高死亡率的重要因素之一,因此,它会严重影响透析患者的生存质量及预后水平。2005年国内修订的《慢性肾脏病蛋白营养治疗共识》推荐用人体测量(包括体质指数BMI、肱三头肌皮褶厚度TSF、上臂肌围AMC);生化指标(包括血清白蛋白、转铁蛋白、前蛋白、血清胆固醇);主观综合营养评估(SGA)3种方法来评估CKD患者的营养状态。其中血清白蛋白、转铁蛋白是评价营养不良的经典指标,转铁蛋白是反映营养不良的早期敏感指标。

中医学认为,蛋白质-能量营养不良属于"虚劳"范畴,其病因病机可概括为慢性肾衰竭患者脾胃虚弱,肾精匮乏,吸收的水谷精微不能满足正常人体所需,则容易导致营养不良。病机为本虚标实,以本虚为主。治疗上当以补虚为主则,辅以泻实。治法方面以健脾补肾,益气活血为主,辅以泻浊排毒。

二 经典医案

李某,女,56岁,2016年7月26日因"干呕、嗳气反酸1月余"初诊。2015年11月患者因疲倦乏力到外院就诊发现血肌酐升高,波动于366~524.6 umol/L,诊断为CKD 5期,具体治疗不详。

初诊:精神疲倦,晨起干呕,嗳气反酸,皮肤瘙痒,腰酸背痛,双胁下少许疼痛,纳一般,眠差,多梦,夜尿2~3次,大便干结,日1次。舌淡,苔薄黄,脉弦细。刘旭生教授综合患者四诊资料,明确诊断为CKD 5期。患者目前反复出现干呕、嗳气反酸等不适症状,考虑与毒素侵犯胃肠相关。其中精神疲倦、舌淡、脉细为气虚之象,晨起干呕、嗳气反酸、纳差为脾胃虚弱,胃失和降之象,腰酸背痛、双胁下疼痛为肾虚夹瘀,眠差、多梦为肾虚湿热内扰心神所致,夜尿2~3次为肾虚失于固摄,大便干结为肾虚精亏,肠道失于濡养之象,苔薄黄、脉弦为湿热之象。故辨证属脾胃气虚,肾虚湿热夹瘀证,治以益肾健脾和胃,清热祛湿活血,予四君子汤加减。拟方如下:

党参20 g,白术15 g,山药15 g,茯苓15 g,黄芪30 g,菟丝子15 g,巴戟天15 g,肉苁蓉15 g,益智仁15 g,大黄炭10 g,桃仁15 g,炙甘草5 g。

二诊(2016年8月22日):查肾功能指标显示血肌酐534.6 umol/L,患者诉晨起干呕、嗳气反酸较前改善,腰酸背痛,大便干结,舌淡,苔薄黄,脉弦细。中药在原方基础上去黄芪,加石斛15 g益胃生津,佛手15 g理气和胃。

三诊(2016年9月19日):患者诸症改善,血肌酐433 umol/L。在上方基础上去石斛,加杜仲15 g强腰膝。随访1年余,患者病情相对稳定。

三 解读

刘旭生教授根据多年临床经验的总结，基于"百病皆由脾胃而生""养生家，必当以脾胃为先""凡欲察病者，必须先察胃气；凡欲治病者，必须常顾胃气""脾胃者，土也，万物之母……治杂证者，宜以脾胃为主""诸病不愈，必寻到脾胃之中，方无一失"的理论，确立慢性肾衰竭相关性营养不良益气健脾和胃法，方用四君子汤加减。

中医中药对于改善饮食、调节脾胃功能有独到之处。结合广东地区气候湿热，而维持性血液透析患者往往有水钠潴溜，水湿容易内蕴化热，"邪之所凑其气必虚"，临床观察HD患者营养不良大多数表现为脾虚湿热证。刘旭生教授自拟以四君子汤为基础方的健脾化湿方，可通过芳香化浊、清热祛湿、健脾益气来改善慢性肾衰竭患者的营养状况。本方以党参、黄芪、白术为君益气健脾扶正，助肾气化水湿，以山药、茯苓健脾利水渗湿，以菟丝子、巴戟天、肉苁蓉、益智仁温脾暖肾，以大黄炭吸附尿毒症毒素，以桃仁活血祛瘀，可少佐黄连、竹茹清热利湿，以半夏、陈皮、枳实行气化湿，经甘草调和诸药，共奏健脾化湿清热之功。临床观察有缓解消化道症状，增进食欲，加强消化和吸收，显著地改善机体营养不良状态。健脾化湿方有调节胃肠动力、减轻微炎症状态、促进人体消化液分泌及蛋白质吸收的作用。健脾化湿方可改善维持性血液透析患者的营养状态，其作用机制考虑通过中医特有整体调控抑制某些细胞因子、肽类、激素和神经递质的分泌，维持机体内环境的稳态从而达到增强食欲、减轻机体能量消耗、增加体重的效果。

四 经验介绍

刘旭生教授认为，对于蛋白质-能量营养不良患者应注意在选择用药时，药性一定要平和，考虑患者肾虚的本质，不可峻补，不可强攻，药性不宜大寒大热，关键在于以平为期。CRF的营养不良，中医辨证均以脾肾气虚证为主。从临床表现来看，普遍存在恶心、呕吐、口黏、纳呆、便秘或腹泻等消化道症状，一般认为肾病日久，水湿停滞，久而为浊，上碍脾胃，或肾病及脾，脾生湿浊，或脾胃素本虚弱，水病侮土所致。此时若能顾护胃气，使患者渐进水谷，不仅可以后天补先天，而且脾胃运健也能充分发挥补益药的作用，对肾脏有所裨益。故在补益肾气的同时，我们尤重调治脾胃并进一步确立益气健脾和胃法，临床采用六君子汤合参苓白术散加减治疗慢性肾衰竭的营养不良，药用生黄芪、太子参、白术、茯苓补益脾肾之气，健脾渗湿，使脾运得健；炒陈皮、法半夏燥湿化痰和胃，促进胃纳吸收，山药助太子参健脾益气，生薏苡仁助白术、茯苓健脾渗湿，制大黄通腑泄浊，使邪有去路。诸药相伍益气健脾,和胃化浊,改善患者营养不良状态,在临床每每取得良好疗效。

西医治疗方面,刘旭生教授认为如经过中医治疗后营养指标改善不明显,则需及时给予促红细胞生成素、α-酮酸、左旋肉毒碱等方法来纠正患者的营养不良状态。同时需规范患者用药,不能随意增减药物甚至停药,用药过程中需定期复查血红蛋白、血清白蛋白及肾功能水平。

此外,CRF患者营养不良在临床上并不少见,刘旭生教授认为本病贯穿于CKD的始终,因此,治疗上应综合利用中西医结合所带来的互补优势,其次加强对患者的自身教育,提高其对本病的认知度及营养管理监督水平。

第二十六节 肾性贫血

一 疾病概述

肾性贫血(renal anemia,RA)是CRF的严重并发症,且多随肾功能的进一步减退而加剧,是导致CRF患者生活质量下降的主要原因。当内生肌酐清除率(Ccr)下降至每分钟60 mL/1.73 m² 体表面积时,患者多伴有肾性贫血的表现。

2006年NKF-K/DOQI肾性贫血治疗指南中,成年男性Hb<13.5 g/dl,成年女性Hb<12 g/dl为肾性贫血的诊断标准。贫血一般为正常红细胞正常血红蛋白型,但也可因合并出血、营养不良而表现为其他类型的贫血。引起贫血的原因具有多样性,但骨髓受某些毒性产物的抑制则是其重要原因之一。肾衰竭患者的血小板计数多在正常偏低水平,少数可明显减少,血小板黏附及凝聚功能均会下降。各种血液净化技术可以延长尿毒症患者的生命,但均不能明显改善贫血状况。现代医学对肾性贫血的研究颇为深入,一般认为是由于肾脏促红细胞生成素分泌减少所致,其他原因还多见于铁的摄入减少、红细胞生存时间缩短、叶酸缺乏、体内缺乏蛋白、尿毒症毒素对骨髓的抑制、炎症反应、营养不良及出血倾向等。CRF患者中的毒性物质可抑制促红细胞生成素(erythropoietin,EPO)的造血功能,并抑制骨髓的造血及影响红细胞的成熟。另外,大、中分子毒性物质可增加红细胞膜的渗透脆性,导致溶血,进而加重贫血。目前,国内外人体重组促红细胞生成素替代治疗多可取得确切疗效,但由于其价格昂贵,且多合并高血压、高血钾、头痛、过敏、血栓形成等副反应,更有甚者经过EPO的注射后肾性贫血仍未纠正,因此临床应用上受到一定限制。因此,从中医角度探讨分析肾性贫血的形成机制,进而指导临床应用中医中药治疗肾性贫

血意义深远。

中医没有肾性贫血这一概念的说法,本病属于肾虚所致血虚证或"虚劳""血痨""肾痨"的范畴。正虚邪实为肾性贫血的发病机制,正虚即本虚,多以肾虚为中心,表现为脏腑功能失调,气血生化乏源;邪实及标实,表现为湿浊瘀血内停,耗伤攻伐气血。临床治疗多标本兼顾,虚实并进。因此,其中医治疗法则为以补脾益肾为根本,化湿泄浊,益气活血,明辨标本缓急,因人因时制宜。

二 经典医案

案1. 吴某,男,34岁,2017年2月7日因"反复疲倦乏力3年余,加重伴咳嗽1月"初诊。患者于2013年体检发现肌酐升高,血肌酐115 umol/L,当时未予重视,至2017年1月初因上呼吸道感染至外院就诊,后查肌酐波动于664~880 umol/L,尿蛋白+++,尿潜血+++,诊断为CKD 5期,具体治疗不详。

初诊:精神疲倦,四肢乏力,少气懒言,声音嘶哑,眼睑、爪甲、面色苍白无华,皮肤粗糙,耳鸣目眩,腰膝酸软,筋惕肉瞤,二便调,舌淡暗,苔黄厚腻,脉沉细滑。接诊后,刘旭生教授认为,患者血肌酐进行性升高,疲倦乏力加重,病程超过3个月,属于慢性疾病,目前明确诊断为CKD 5期。为了进一步了解患者贫血程度及肝肾功能水平,拟完善血常规等检查。中医诊断为肾衰竭、虚劳,辨证属气血亏虚,湿热夹瘀,治以补脾益气,清热祛湿活血法,予以补脾益肾方加减。拟方如下:

黄芪30 g,党参20 g,白术15 g,山药15 g,茯苓15 g,桃仁10 g,丹参15 g,巴戟天15 g,牛膝15 g,积雪草15 g,藿香15 g,甘草5 g。

二诊(2017年2月21日):查肾功能指标显示血肌酐365 umol/L,血常规显示血红蛋白83 g/L,明确诊断为"中度贫血"。患者精神较前转佳,胃纳改善,舌淡暗,苔黄腻,脉沉滑细。在原方基础上去藿香,加鸡血藤15 g补血。

三诊(2017年3月14日):查肾功能指标显示血肌酐270 umol/L,血常规显示血红蛋白102 g/L,患者服药后诸症改善,患者诉治疗效果佳,中药继续守方续服,后患者维持中药口服治疗,随访至2017年10月底无不适。

案2. 李某,女,49岁,于2012年1月因疲倦乏力至当地医院就诊,查血肌酐412 umol/L,自诉查泌尿系统彩超显示双肾萎缩,多次于外院就诊,予中药或中成药治疗,血肌酐波动于360~510 umol/L。2012年7月2日至广东省中医院门诊,查尿常规显示尿蛋白++,尿白细胞+,尿潜血++;肾功能指标显示血肌酐502 umol/L,尿酸417 umol/L;血常规显示血红蛋白70 g/L。

初诊:精神疲倦,怕冷,面色苍黄,皮肤粗糙,爪甲无华,腰酸,口干口苦,纳差,眠可,小便夹泡沫,大便偏硬,舌淡暗,舌苔偏腻,脉沉细。接诊后,刘旭生教授认为患者目前初步诊断 CKD 5 期、贫血,患者彩超显示双肾萎缩,血肌酐升高,尿常规结果异常,病情长度超过 3 个月,属于 CRF,结合血肌酐水平,分期当属 CKD 5 期。患者血常规提示血红蛋白 70 g/L,根据患者相关临床症状,考虑肾性贫血。为支持这一诊断,拟完善贫血相关检查。中医诊断为 CRF,辨证属脾肾气血亏虚,湿热瘀阻,治以补益脾肾,清热利湿,补血活血,予参芪地黄汤加减。拟方如下:

党参 15 g,黄芪 30 g,白术 15 g,茯苓 15 g,山药 15 g,丹参 15 g,菟丝子 15 g,制何首乌 15 g,土茯苓 15 g,薏苡仁 15,酒大黄 5 g。

二诊(2012 年 8 月 7 日):查转铁饱和度显示铁<1.81 umol/L,总铁结合力 43 umol/L;铁蛋白、叶酸、维生素 B_{12}、网织红细胞计数均未见异常,结合患者检查结果与临床症状,考虑肾性贫血合并缺铁性贫血。二诊患者症见精神疲倦,怕冷,面色萎黄,易怒,嗳气反酸,纳可,眠差,大便日行一次,成形,舌淡,苔润黄,脉沉细,气血亏虚夹杂湿热仍明显。拟方如下:

党参 20 g,黄芪 30 g,白术 15 g,茯神 20 g,山药 15 g,甘草 5 g,首乌藤 20 g,合欢花 20 g,大黄炭 10 g,女贞子 15 g,陈皮 15 g,积雪草 15 g,佛手 15 g,淫羊藿 15 g。

三诊(2012 年 9 月 4 日):患者易疲劳、怕冷、易怒、睡眠较差等症状明显改善,精神好转,患者治疗效果可,中药继续予参芪地黄汤加减。后患者维持中药口服治疗,半年后随访血红蛋白波动于 100 g/L 左右,血肌酐波动在 390 umol/L 左右。

三 解读

结合本病的病理机制,刘旭生教授认为,古代医家提出虚劳责于脾肾两脏,脾为先天之本,肾为后天之本。《黄帝内经·上古天真论》云:"肾之精液,入心化赤而为血。脾为后天之本,气血生化之源,脾主运化,脾主生血。"《灵枢·决气》曰:"中焦受气取汁,变化而赤,是谓血。"《张氏医通》曰:"气不耗,归精于肾而为精,精不泄,归精于肝而化精血。"可见血的来源,一是靠脾胃后天之本,吸收水谷精微,化为营血便注入血脉后化为血;二是靠肾精转化而成,因肾藏精,主骨生髓,精血同源,相互化生,肾精充沛可化生精血。因此,肾性贫血病因为肾病至晚期,脾肾同病,五脏俱虚,浊邪壅盛阻碍脾胃运化水谷精微,而致气血生化乏源;肾病日久,肾中精亏髓耗,髓不能生血,而致贫血加重。

结合案 1 及案 2,刘旭生教授认为 CRF 是由于各种原因引起的肾脏损害和进行性恶化的结果,其临床表现极为复杂,往往涉及多个系统的损伤,肾性贫血是 CKD 的严重并发症,与患者的预后密切相关。中医学认为肾性贫血,可归入虚劳、关格、血虚等范畴,中医药在协助纠正肾性贫血,减少并发症,增加患者对促红细胞生成素的反应性方面疗效甚优。因此,刘旭生教授认为治疗肾性贫血主要有两个方面:一是从肾论治,因"肾藏精"而

"精血互化";二是从脾论治,因"脾为气血生化之源"。CRF 时,脾肾衰败,瘀阻浊滞,脾伤则气血不足,不能施精之于肾;肾损又失脾精的益助,从而造成肾精亏耗,精不化血,久则其血更虚。故此类中患者常表现为精神疲倦,怕冷,面色苍黄,皮肤粗糙,爪甲无华,腰酸,口干口苦,纳差等。

因此,对于肾性贫血患者之治疗,其病位主要在肾、脾,病机主要为脾肾两虚,瘀毒互结,治则主要采用补益气血、健脾补肾填精、活血化瘀、泻浊排毒之法。对此患者予以参芪地黄汤加减,所采用的药物中党参、黄芪、白术、茯苓、山药温补脾肾、补气生血;菟丝子、淫羊藿、制何首乌、女贞子温肾助阳、益精血,滋阴以助肾阳,阴阳兼顾;丹参、酒大黄活血化瘀、泄浊排毒;土茯苓、薏苡仁、积雪草清热祛湿。

四　经验介绍

据相关文献报道,肾性贫血常出现缺铁性贫血,铁是合成血红蛋白的重要原料,与铁蛋白结合后运输至骨髓,为血红蛋白合成提供原料。因此,刘旭生教授认为,对于肾性贫血患者除应定期复查血常规,还应注意铁蛋白、转铁蛋白饱和度的检测并给予及时处理。更为重要的是,临床上对于血红蛋白急剧下降还应想到尿毒症消化道出血的可能,及时做好相关的检查,以及早明确诊断并给予及时的纠正。

中医学对血的生成,早在《黄帝内经》中有阐述:"中焦受气,变化而赤是谓血。"《张氏选通》:"气不耗,归精于肾而为精,精不泄,归精于肝而化精血。"可见血的来源,一是靠脾胃后天之本,吸收水谷精微,化为营气,注于血脉,化而为血,另外是靠肾精转化而成,因肾藏精,主骨生髓,精血同源,互相转化,互相滋生,肾精充沛,可化生精血。可见肾性贫血,乃为肾病至晚期,脾肾同病,五脏俱虚,浊邪壅盛阻碍脾胃,乃脾胃功能障碍,受纳水谷精微之物失度,后天之本已失而气血生化无源,且肾病日久,肾中之精亏耗,精不能生髓,髓不能生血,精血髓俱损,血源不足,贫血加重。

肾脏疾患日久不愈,邪留正虚,损伤脾肾,以致精血大亏,患者可见面色萎黄无华甚至㿠白,唇甲色淡,头晕心悸,气短乏力,纳差,睡眠欠佳。治疗血虚之证,刘旭生教授认为应以健脾补肾、益气生血为法,常用的健脾益气补血药:黄芪、人参、西洋参、党参、红参、冬虫夏草、太子参、茯苓、白术等。肾性贫血常用补肾药:淫羊藿、锁阳、菟丝子、补骨脂、杜仲、肉桂、干姜。肾性贫血常用滋阴补血药:何首乌、当归、生地黄、熟地黄、白芍、山茱萸、枸杞子、黄精、肉苁蓉、鸡血藤、北沙参、女贞子。肾性贫血常用血肉有情之品:鹿角胶、阿胶、龟甲、龟甲胶、紫河车。肾性贫血常用活血药:赤芍、川芎、丹参、益母草、泽兰、蒲黄。肾性贫血常用祛痰泄浊药:半夏、陈皮、砂仁、枳实、大黄、大黄炭、厚朴、大腹皮、蒲公英。现代药理研究提示黄芪、白术、阿胶、当归、何首乌、地黄、黄精、枸杞子,对营养不良或失血等原因所致的缺铁性贫血有良好效果;当归等中药含有叶酸、亚叶酸,对营养不良所致的叶酸缺乏性贫血有效;鹿茸、人参、党参等对肾性贫血有效。

目前,肾性贫血在临床实践中多为中西医结合治疗,较少采用单纯的中医疗法。中医药防治肾性贫血虽已取得肯定疗效,但因治则治法用药上尚未达成国内统一共识,导致在临床上难以推广应用。刘旭生教授认为,无论中西医,治疗应重在改善患者的生活质量上,而中医的辨证治疗与西医促红素的替代治疗均各有优势,但又各有不足之处。西医的EPO替代治疗起效快,但使用过程中存在使患者血压升高、血钾升高、增加癫痫发作风险、促进透析通路血栓形成、过敏等副作用,甚至仍有部分患者即使使用EPO,肾性贫血仍未得到有效纠正。而中医的辨证治疗可协助纠正肾性贫血,减少并发症,增加患者对EPO的反应性,增强患者体质,但具体疗效因人而异,且起效较缓。

肾性贫血的程度一般与肾功能不全的程度成正比,因此其起病较缓,难以及早被发现并得到有效治疗。中医理论认为CRF的形成是肾气由虚及损,由损及劳的结果。其病机为脏腑功能衰惫,水湿、浊毒、瘀血内停。而肾性贫血就是在此发展变化过程中形成的血虚证。因其以肾气虚为基础,又因气血关系密切,故肾性贫血之血虚证常表现为气血双亏。

刘旭生教授认为,肾性贫血病位主要在肾、脾,其发生机制主要有以下两个方面:脏腑功能衰惫,气血生化乏源;湿浊瘀血内停,耗伤攻伐气血。临床症状多表现为食少纳呆,神疲乏力,气短懒言,面色㿠白或萎黄无华,或耳鸣目眩,腰膝酸软,或面浮身肿,或筋惕肉𥆧,舌淡苔白腻,脉沉迟无力等。治宜补益气血、健脾补肾、填精、活血化瘀、泻浊排毒。用药多选用北芪、党参、当归、熟地黄、何首乌、菟丝子、白术、枸杞子、阿胶、仙灵脾、白芍、紫河车等补益肾精,养血益气之品。本患者以体虚为主,合并湿热瘀之邪,随证加减。

西医治疗方面,刘旭生教授认为如患者血常规检查提示血红蛋白较低,经中医治疗后指标改善不明显,可予促红细胞生成素替代治疗,EPO是一种分子质量为36 000Da的糖蛋白,产生于肾远曲小管和肾皮质及外髓部分小管周围毛细血管内皮细胞,主要作用于骨髓红系干细胞,促进红细胞生成。但需规范注射用药次数,需告知患者不能随便增减次数或自行停药,用药期间需定期复查血常规。刘旭生教授指出,对肾性贫血的治疗,目前现代医学认为肾性贫血的出现主要是因为肾脏产生的EPO不足,因而补充EPO是目前现代医学治疗肾性贫血的主要措施。但是EPO价格相对较高,使用过程中存在使患者血压升高、增加癫痫发作风险、促进透析通路血栓形成、高钾血症发生率升高等副作用,甚至仍有部分患者即使使用EPO,肾性贫血仍未纠正。而中医则认为,肾为先天之本,肾精充沛,精血互生;脾为生血之源,脾运得健,气血乃充。中医的辨证治疗,在协助纠正肾性贫血,减少并发症,缓解临床症状,增加患者对EPO的反应性方面疗效甚优。

肾性贫血在临床上并不少见,国内流行病学报道,CKD患者肾性贫血的发病率约70%,尿毒症患者则占90%以上,因此对肾性贫血进行有效的治疗是临床医师面临的迫切任务。刘旭生教授认为,首先应注重提高自身对本病的诊断和鉴别诊断水平,其次应加强患者对病情的监督和管理教育,最后在治疗上应发挥中西医结合的优势,从中医学的宝库中寻求良方,标本同治,气血并重,攻补兼施,因人因时而异,充分体现个体化治疗,确保疗效最大化,进一步提高患者的生活质量。

第二十七节　慢性肾衰竭合并失眠状态

一　疾病概述

根据 CRF 可以将 CKD 分为 5 期,随着疾病的进展,尤其是当 CKD 患者进展至肾病终末期时,机体在排泄代谢产物,调节水、电解质、酸碱平衡,以及某些内分泌活性物质的生成和灭活等方面出现紊乱,临床上可并发各种症状,如恶心、呕吐、胃纳差、皮肤瘙痒、贫血、失眠等一系列并发症。CRF 患者中,失眠的发病率是普通人群的数倍,在终末期肾病患者中,超过 50% 的患者存在着睡眠障碍,而在普通人群中只有 2%~4%。

在中医学中,失眠称之为不寐,或“不得眠”“不得卧”“目不瞑”,以经常不能获得正常睡眠为特征的一类病证。主要表现为睡眠时间、深度不足,轻者入睡困难,或寐而不酣,时寐时醒,或醒后不能再寐,重则彻夜不寐。《灵枢·口问》曰:“阳气尽,阴气盛,则目瞑;阴气尽而阳气盛,则寤矣。”由此可见,阴阳平衡是保证正常睡眠的基础,失眠即为阴阳失调所致。《景岳全书·不寐》中说:“盖寐本乎阴,神其主也,神安则寐,神不安则不寐,其所以不安者,一由邪气之扰,一由营气之不足耳。”CKD 患者患病日久,肾气衰败,脏腑亏虚,浊毒、瘀血内阻,毒物蓄积于内,致使患者脾肾虚损,气血亏虚,情志抑郁,肝气郁结,气机升降失常,脏腑气血津液传导失司,机体阴阳失衡,最终出现不寐。

二　经典医案

钟某,女,55 岁,2006 年在外院体检发现肌酐升高,最高肌酐为 233 umol/L,外院诊断为 CKD 5 期,慢性肾炎综合征,单纯性肾囊肿。2009 年起于广东省中医院门诊规律就诊,平素定期复查肾功能,肌酐波动于 200~300 umol/L,平素无眼睑及肢体浮肿,未行肾穿刺检查。2017 年 1 月 13 日因“头晕伴失眠 1 月余”于门诊就诊。血常规显示血红蛋白

91 g/L;尿常规显示尿蛋白质+,尿潜血+,尿葡萄糖+;肾功能检查显示血肌酐302 umol/L,尿素14.05 mmol/L。

初诊:患者神清,精神疲倦,头晕,近一月来,夜晚不易入睡,睡后易醒,白天精神差,精神无法集中,腰酸,食欲尚可,小便量可,每日约1 000 mL,夹少许泡沫,大便调。舌淡暗,苔白腻,脉弦细数。接诊后,刘旭生教授考虑初步西医诊断为①慢性肾炎综合征;②CKD 5期;③睡眠障碍。患者发现血肌酐升高10余年,现血肌酐302 umol/L,同时存在贫血等慢性并发症,患病时间长,目前估算肾小球滤过率小于15 mL/min,分期属于CKD 5期。中医诊断为"CRF""不寐",辨证为脾肾气虚、湿浊瘀阻。治以补脾益肾、祛湿化浊安神之法,方用参芪地黄汤合酸枣仁汤加减。拟方如下:

黄芪20 g,党参15 g,白术15 g,山药15 g,茯神15 g,菟丝子15 g,巴戟天15 g,砂仁15 g,丹参15 g,桃仁15 g,酸枣仁10 g,夜交藤10 g。

二诊(2017年2月7日):患者症见精神较前改善,腰部酸痛减轻,诉入睡仍困难,但入睡后睡眠质量较前提高,纳可,小便无不适,仍有泡沫,大便日行一次,成形,舌暗红,苔黄腻,脉沉细。脾肾气虚夹杂瘀浊仍明显。拟方如下:

黄芪20 g,党参10 g,白术15 g,山药15 g,茯神20 g,菟丝子15 g,巴戟天15 g,益智15 g,丹参15 g,大黄炭15 g,酸枣仁15 g,夜交藤20 g,佛手10 g。

三诊(2017年2月21日):患者易疲劳、睡眠较差等症状明显改善,精神好转,患者治疗效果可,中药继续予参芪地黄汤加减。后患者维持中药口服治疗,半年后随访血红蛋白波动于100 g/L左右,血肌酐波动在330 umol/L左右。

三 解读

结合本病的病理机制,刘旭生教授认为,《灵枢·营卫生会》云:"卫气行于阴二十五度,行于阳二十五度,分为昼夜,故气至阳而起,至阴而止。"《灵枢·邪客》云:"今厥气客于五脏六腑,则卫气独卫其外。行于阳不得入于阴,行于阳则阳气盛,阳气盛则阳满,不得入于阴,阴虚故目不瞑。"脾胃运化产生的水谷精气,营气为其中柔和精纯的部分,与血液一起运行于脉中以濡养四肢百骸;卫气为其中剽悍滑利的部分,运行于体表起到温煦护卫的作用。CKD患者脾肾受损,脾胃为气血生化之源,脾胃受纳五谷而化生水谷精微,肾藏精,主骨生髓,精血同源,如果脾脏虚弱,气血生化乏源,则气血亏虚,营阴不足,同时湿痰瘀血浊毒等病理产物阻碍了卫气通行体内的道路,造成卫阳独行于外而不能正常地出入于营阴,导致失眠。脾肾虚弱、气血亏虚、瘀血浊毒内阻导致头晕目眩、脘痞纳呆、神疲乏力、腰酸、四肢萎软无力、舌淡暗、苔黄腻、脉细弱等症状。治疗上应以补脾益肾、祛湿化浊、养血安神为法。

对此患者予参芪地黄汤和酸枣仁汤加减拟方,所采用的药物中酸枣仁、夜交藤、茯神健脾养心安神;党参、黄芪、白术、山药温补脾肾、补气生血;菟丝子、巴戟天、益智温肾助阳;丹参、桃仁、大黄活血化瘀、泄浊排毒;砂仁、佛手行气醒脾。

四　经验介绍

刘旭生教授指出,睡眠障碍,或者是失眠,通常是以难以入睡和睡眠维持困难为特征的一种最常见的睡眠障碍,是睡眠质量或数量达不到正常需求的一种主观体验。CRF 患者作为一个特殊群体,睡眠障碍一直是困扰 CRF 患者的重要问题,尤其是维持性透析患者。睡眠障碍是肾病终末期患者最常见的症状之一,其平均发病率为44%,尽管发生率高,但往往未予重视和及时治疗。

在对 CRF 患者睡眠障碍的中西医治疗中,刘旭生教授认为,睡眠质量问题是导致尿毒症患者病死率显著上升的原因之一,因此无论中西医,应当重视 CKD 患者睡眠障碍的治疗。临床上,西医治疗广泛使用的药物是苯二氮卓类,此类药物能够缩短入睡时间,减少觉醒时间和次数,提高睡眠的效率。缺点是可导致精神运动性损害,记忆障碍,长期用可产生药物依赖性,突然停药后还可产生撤药症状及失眠反跳现象。

中医药辨证论治,在治疗 CRF 合并的失眠,具有肯定的疗效。CKD 的病程绵长,疾病迁延日久,导致肾脏的慢性虚损,日久五脏虚损,脏腑功能低下。其病机变化复杂多样,总属本虚标实、虚实夹杂之证。脾肾虚损为其根本。在本虚基础上产生湿浊毒邪、瘀血等为标实。脾肾衰败,五脏失调,正虚邪实,寒热错杂是其证候特点。浊毒之邪相当于 CRF 代谢过程中所产生的多种肾毒性物质,它既是 CRF 的病理产物,又是致病因素,也是本病加重或危及生命的直接因素。血瘀是 CRF 的重要病理产物,肾病患者由于气虚无力推动导致血滞于脏腑经脉而成瘀。同时又因湿毒内停致瘀,CRF 患者湿毒不循常道泄之体外,湿毒内壅损伤脉络,血运异常成瘀。肾藏精,肾虚则精血不能上充于脑、上济于心;肾主水,肾虚水不涵木,肝血不足或肝失调达,均可导致心神失养或心神被扰而失眠。脾运失常则气机不畅,一方面不能运化气血,导致气血生化乏源,营血亏虚,心神失于奉养,从而出现不寐;另一方面运化水湿失常,酿生痰饮,积而生热,痰热扰心,亦可直接导致失眠的发生。血瘀则气血精津环流不畅,代谢升降失其常度,皆可碍运滞血。然血气者皆上于头面而走空窍,脑唯有血气滋养,精髓纯正充实,才能神清寐安。瘀血阻滞脉络,血不能正常的发挥其濡养功能,导致心失所养,故而失眠胶着难愈。由此可见 CKD 患者合并失眠实属常见病症,如不能及时纠正可严重影响患者生活质量。

辨证用药方面,刘旭生教授认为心神的安宁有赖于脾之供养和肾之涵养,因此治以健脾养心、滋肾涵阳之法。辨证为心脾两虚之证,常用药物:茯神、合欢花、酸枣仁;心肾不交之证,常用药物:夜交藤、远志;肝郁有火证,常用药物:莲子、丁香;瘀浊内阻,常用药物:桃仁、丹参、大黄。

第二十八节　急性肾衰竭

一　疾病概述

急性肾衰竭(acute renal failure,ARF)是指肾小球滤过率急剧降低,引起机体内环境发生变化,如氮质废物体内储留,水、电解质和酸碱平衡紊乱等,并导致各系统病变的临床综合征。部分医学家认为应该将 ARF 改名为急性肾损伤(acute kidney injury,AKI):肾小球滤过功能48 h 以内急剧下降,表现为血肌酐增加≥0.3 mg/dL,或者增加≥50%,或者尿量<0.5 mL/(kg·h)持续超过6 h(排出梗阻性肾病或脱水状态),这有助于早期诊断,对于改善预后具有重要意义。

ARF 的病因多种多样,既可发生在原来无肾脏病的患者,也可发生在已经稳定的慢性肾脏病的患者。可分为肾前性、肾性和肾后性三类。肾前性肾衰竭的常见病因包括血容量减少、有效心排血量降低和肾内血流动力学改变等。肾后性急性肾衰竭的主要病因是急性尿路梗阻。肾性急性肾衰竭是指肾实质损伤,常见的原因是肾缺血或肾毒性物质损伤肾小管上皮细胞。随着发患者群及所处环境的不同,ARF 的发病病因多种多样,如感染、影响有效循环容量下降的各种因素,以及各种肾毒性药物等诱因。根据临床症状,ARF 的进展过程可分为起始、维持和恢复期。起始期:此期患者尚未发生明显的肾实质损伤,常为可逆性,但随着肾小管上皮细胞发生明显损伤,肾小球滤过功能急剧下降,可出现水、电解质和酸碱平衡紊乱等 ARF 综合征表现,进入持续期。维持期又称少尿期:此期已处于损伤阶段或衰竭阶段,一般为1~2周,也可长至4~6周。GFR 常保持在较低水平。许多患者可出现少尿(小于400 mL/d)或无尿(小于100 mL/d)。但也有少数患者尿量在400 mL/d 以上,称为非少尿型急性肾损伤,并随着肾功能的进一步减退,尿毒症的临床症状就会表现出来。恢复期:此期肾小管细胞处于再生、修复的状态,GFR 逐渐回复正常,尿量呈进行性增加,少尿或无尿患者尿量可大于500 mL/d,部分患者每日尿量超过2 500 mL/d,通常持续1~3周,继而再恢复正常。多数肾小管重吸收功能恢复迟缓且滞后,完全恢复需3个月以上,部分患者可遗留不同程度的肾脏结构缺陷和功能损伤。

中医认为,ARF 属于"水肿""关格""癃闭"的范畴,本病起病急,来势凶猛,变化迅速,关键机制在于肾失气化,水湿浊邪壅塞,病位为肾,与肺、脾、三焦、膀胱关系密切。一般初期以湿、热、瘀、浊毒等实邪壅塞水道为主,久治不愈,减损正气,到疾病后期,发展成虚实夹杂,以正虚为主。

二 经典医案

陈某,女,66岁,2017年8月14日初诊,因"反复泡沫尿2月余"就诊于广东省中医院。7月初因泡沫尿就诊于中山医院,检查肾功能指标显示血肌酐升高,住院期间最高达391 umol/L,诊断为AKI,2017年7月17日住院行肾组织活检术,肾脏病理结果提示急性肾小管间质肾病,局部间质病变已慢性化趋势,经甲强龙冲击治疗后,复查肌酐降至202 umol/L,患者病情好转后出院。

症见:疲倦乏力,腰膝酸软,小便量可,偶有泡沫,腹时有疼痛,纳差,舌红,苔黄,脉沉细。

接诊后,刘旭生教授根据生化检查及病理结果,可确诊为ARF(急性肾小管间质性肾病),患者起初就诊于中山医院,经过甲泼尼龙片、甲强龙冲击治疗后,血肌酐可降至202 umol/L,此后肌酐值稳定在200 umol/L左右,症状基本稳定,说明此前的激素治疗是有效的,因此可以在继续服用激素治疗的基础上,适当配合中医药,既可延缓疾病的进展,又可制约激素的副作用,能够更好的发挥中西医结合优势。此病中医诊断为"尿浊",辨证为脾肾气虚,湿热瘀阻,治以补脾益肾,通络祛湿。继续服用甲强龙。拟方如下:

黄芪30 g,山药15 g,女贞子15 g,制何首乌15 g,党参20 g,菟丝子15 g,佛手15 g,茯苓15 g,白术15 g,薏苡仁20 g,丹参15 g。

二诊(2012年9月25日):2012年9月7日复查血肌酐150 umol/L,较前明显下降,食欲较前改善,前日因受凉感寒,出现声嘶咽哑、咳嗽,咯黄痰,舌暗淡,苔薄白,脉弦细,余症基本如前,治疗方面予以山香圆片含服、小柴胡颗粒口服,西药继续服用甲强龙,中药予以前方加减。拟方如下:

黄芪20 g,山药15 g,女贞子15 g,党参20 g,菟丝子15 g,佛手15 g,茯神15 g,白芍15 g,白术15 g,薏苡仁20 g,丹参15 g,甘草5 g。

三诊(2012年10月16日):10月13日复查肌酐141 umol/L,外感症状缓解,现症时有腰痛,右侧手指抽搐,小便量少,时夹有泡沫,眠差,大便调,处理上与复查肾功能、尿常规,治疗予以山香圆片、双料喉风散清咽利喉。拟方如下:

制何首乌15 g,黄芪20 g,山药15 g,女贞子15 g,生山萸肉15 g,菟丝子15 g,茯神15 g,赤芍15 g,芡实15 g,白术15 g,丹参15 g,炙甘草5 g。

患者此后继续在刘旭生教授门诊予以中西医治疗,复查肾功能基本稳定,血肌酐稳定在120～150 umol/L,肝功能、血常规、尿常规、离子三项基本正常。

三　解读

结合本病的中西医病理,刘旭生教授认为患者久居岭南,湿热侵害,病势渐变,不易察觉,久稽不愈,量变终成质变,由肌肤而至脾肾脏腑,由邪实至虚实错杂。湿热外邪蕴结中焦,则导致脾运失调可见纳差,甚则脾虚下陷;肾主水,藏精生髓,湿热累及下焦则肾虚固摄无权,封藏失职,可见疲倦乏力,腰膝酸软,偶有泡沫等症状。舌红,苔黄,脉沉细提示湿热邪势虽衰,但正气已经大损,故以黄芪、党参、山药补气固摄,其中黄芪能升能行,党参归脾、肾经,尤擅补益脾肾,山药可平补脾肾,又能降肌酐,三药以补脾肾为重点,又能各自发挥优势。女贞子、制何首乌、菟丝子补肾益精,以茯苓、白术、薏苡仁健脾祛湿,佛手行气化湿,热邪由湿蕴,故湿解热清;久病入络,丹参可以活血通络。诸药配合,以补为主,功补兼施。

在本案中,刘旭生教授坚持辨病治疗与辨证治疗,充分发挥了西医控制病势和中医整体调节的优点,成功地改善了患者的预后。

四　经验介绍

刘旭生教授认为,作为临床综合征,AKI 是由一组病因和发病机制不同的疾病构成,因此并须作出恰当的病因诊断,以采取不同的治疗方案,其首先需与 ARF 急性加重鉴别,其次应分辨清导致本病的原因是肾性、肾前性、肾后性因素,再次应分清发展的阶段,采取针对性治疗。本病发展迅速,因此强调早期诊断,及时控制原发病,预防酸碱平衡失常、电解质紊乱等病变。

刘旭生教授认为 ARF 是肾科的危急重症,我们首先可以采用西医对症处理,待疾病趋于稳定,配合中医药治疗,尤其是在疾病的后期,采用中医药辨证施治,能够减少并发症,有效缩短疾病进程。如患者在外院即开始采取激素冲击治疗,肌酐较前明显下降,病情基本控制,后期再经过中医治疗,患者肾功能够维持稳定。

刘旭生教授认为,本分三期,少尿期多以湿、热、瘀毒等实邪为主,宜用祛湿、清热、祛瘀、泻浊毒等治法为主,但攻伐之品不宜迅猛,可用温胆汤、桃红四物汤等;多尿期、恢复期则正虚邪实或正虚邪恋,临床表现脾虚湿困、气阴两虚、肾阴亏损等,因此本期以固正护本为主,同时兼以祛邪,但调补脏腑气血宜顺应时机,可用参芪地黄汤、参苓白术散、实脾饮等。药物的代谢要经过肾脏,且本病的治疗过程漫长,因此在临床中要慎用给肾脏造成过重负荷的药物,避免使用肾脏毒性药物,同时还应强调疾病过程中的调养护理,如注意休息,预防感染,合理饮食等。

第二十九节 尿道综合征

一 疾病概述

尿道综合征又称"无菌性尿频-排尿不适综合征",是指以尿频、尿急、排尿困难等非特异性的下尿路刺激症状为特征而无尿路感染的症候群。女性多见,病情往往反复、缠绵难愈,抗菌治疗往往无效,目前发病原因尚不完全清楚,可能与精神因素、过敏、慢性炎症刺激、下尿路梗阻、泌尿生殖解剖改变及性激素水平失调有关。尿常规检查常无异常或仅有少量的白细胞和红细胞。现代医学治疗尿道综合征的药物常为抗生素、谷维素、地西泮注射液、雌激素等,但往往无法取得令人满意效果,其病情反复、缠绵难愈,给患者生活、精神带来巨大痛苦,进一步加重尿频、尿急等症状,形成恶性循环。

尿道综合征属中医学"淋证"的范畴,淋之名称,始见于《黄帝内经》,《素问·六元正纪大论》:"阳明司天之证……初之气……小便黄赤,甚则淋",称本病为"淋""淋闷""淋溲"。张仲景在《金匮要略·五脏风寒积聚病》中称其为"淋秘",将其病机归为"热在下焦",并对本病的症状做了描述:"淋之为病,小便如粟状,小腹弦急,痛引脐中。"《诸病源候论·淋病诸候》亦云:"诸淋者,由肾虚膀胱热故也……肾虚则小便数,膀胱热则水下涩。数而且涩,且淋沥不宣,故谓之为淋。"在传统的辨肾与膀胱虚实寒热的基础上,刘旭生教授较为重视辨析心、肝两脏。因心与小肠相表里,心火下移于小肠,可见小便赤涩、灼痛,热甚还可灼伤脉络而见尿血。此外,足厥阴肝经"循股阴,入毛中,过阴器,抵少腹",《灵枢·经脉》曰:"是主肝所生病者……遗溺,闭癃",故肝与前阴、溺之约利不无联系;且肝肾同处下焦,乙癸同源,为子母之脏,肝之疏泄条达与否会直接影响三焦水液运行及膀胱的气化功能。而且临床多见于女性患者,部分患者常因情志不遂、肝气郁结而引发本病,即中医学"气淋"之病机之一。肝郁化火,热伤血络,即可见热淋、血淋证,足以证明疏肝之法在治疗淋证过程中的重要之处。

二 经典医案

贺某,女,28岁,2015年6月30日因"尿频2个月"之主诉初次来诊。患者2013年曾因发热畏寒至外院就诊,诊断为肾盂肾炎,予对症治疗(具体不详),患者症状好转。2015 年 4 月患者开始出现肉眼血尿,于深圳市中医院就诊,查泌尿系统 B 超提示左侧重复肾畸形;肝肾功能未见异常。2013 年 6 月 30 日患者行尿常规检查显示尿潜血+;尿红细胞位相显示正形/畸形 4 800/5 600;尿动力学检查未见异常,中段尿培养阴性。

初诊:背部酸痛,无发热恶寒,稍口干,无口苦,纳眠可,小便频数,约 20 min 一次,大便色黑,舌淡红,苔黄腻,脉弦滑。接诊后,刘旭生教授认为患者目前初步诊断"尿道综合征"。患者出现尿频 2 个月,病情不长;患者肾功能正常,根据患者相关临床症状,考虑患者尿频与下焦湿热有关。患者尿常规潜血阳性,且尿红细胞位相有大量畸形红细胞,目前考虑为①尿道综合征,②慢性肾炎综合征。为支持以上诊断,嘱患者复查尿常规及尿红细胞位相。中医诊断为尿频,辨证属脾肾气虚,热蕴膀胱,治以清热利湿,药用六味地黄汤加减。拟方如下:

黄芪 30 g,生地黄 15 g,淮山药 15 g,茯苓 15 g,牡丹皮 15 g,山萸肉 10 g,合欢皮 15 g,炒薏苡仁 20 g,金樱子 15 g,绵茵陈 30 g,车前草 15 g,益智仁 30 g,杜仲 15 g,生甘草 5 g。

二诊(2015 年 7 月 7 日):查尿常规阴性,红细胞位相阴性。结合患者检查结果,考虑患者为尿道综合征。目前患者"尿道综合征"诊断明确,服用中药 1 周后,症状均有所改善,化验指标也均转阴。患者现症见畏寒,腰背酸痛,稍口干,无口苦,纳眠可,小便频数,约每小时一解,大便色黑,舌淡红,苔黄腻,脉弦滑。患者现热像减轻,主要表现以脾肾气虚为主,调整中药处方,前方去生地黄、车前草,加牛膝 10 g,知母 10 g,芡实 10 g,桑螵蛸 10 g,桂枝 10 g。

三诊(2015 年 7 月 18 日):患者畏寒、腰背酸痛明显改善,口干消失,纳眠可,小便约 2 h 一解。患者治疗效果可,中药守方,再予 7 剂。后患者症状稍有反复,自行按前方抓药煎服后症状消失。电话随访至 2015 年底无明显不适。

三 解读

结合本病的中西医病机,刘旭生教授认为重在明确诊断,排除其他病因,中西医结合辨证施治。本病病位在膀胱,病因主要为湿、气滞、正虚、瘀阻,发病与心、肝、脾、肺、肾五脏均有密切关系。临床上常从不同病机角度出发,准确辨证用药。本病分为初期和后期,初期以热淋、气淋居多,后期则属于气淋、劳淋居多,根据不同分期和分型治疗,分清证型,辨证施治取得良好疗效。本例患者疾病初期主要为湿热重正虚轻,故中药方药以清利湿热为主,扶正驱邪为辅;二诊时,患者湿热减轻,主要矛盾转为脾肾气虚为主,故中药方药调整为补虚为主,驱邪为辅。而在疾病后期,虽症状消失,病邪未必尽去,病情时有反复,故治疗非一日之功,欲速则不达,临床宜守法守方,不宜更方过频;再者,因湿热胶结,难以速去,故在症状好转之后,应继续坚持服药一段时间,以巩固疗效,以免病症复发。

四　经验介绍

刘旭生教授认为,尿道综合征应尽早及时治疗,扶正驱邪外出,以免病邪入里,病情迁延。本病西医目前尚无特效的治疗手段,中医药治疗具有一定的优势。在临床治疗过程中,应针对疾病的病因病机,以标本兼治为中心思想,强调补益脾肾以扶助正气,增强抗病能力,缓解临床症状,逐渐恢复健康。在传统的辨五脏与膀胱虚实寒热的基础上,刘旭生教授更为重视辨析心、肝两脏。因心与小肠相表里,心火下移于小肠,可见小便赤涩、灼痛,热甚还可灼伤脉络而见尿血。此外,足厥阴肝经"循股阴,入毛中,过阴器,抵少腹",可见肝与前阴、溺之约利不无联系;且肝肾同处下焦,乙癸同源,为子母之脏,肝之疏泄条达与否会直接影响三焦水液运行及膀胱的气化功能。

临床用药方面,刘旭生教授最为重视辨证施治。治疗热淋时,刘旭生教授善用甘平清利之药。因热淋多为膀胱湿热,故一般多选八正散加减以治之,但此方中苦寒之品居多,易伤脾胃,且苦寒又易化燥伤阴,病本初期部分患者就伴有正虚的表现,冒用苦寒之剂有邪祛正伤之弊,故临证时,应少用苦寒之药,以甘平之药代之,且辅以养阴润燥之品,方能取得奇效。治疗气淋时,因其多为实证,首选疏肝理气之法。临证时,刘旭生教授多用柴胡疏肝散、逍遥散加减治疗;若患者兼有湿热、血瘀之象,则应在疏肝理气的基础上辅以清热利湿、活血化瘀之药。对于劳淋的患者,应以扶正补虚为主。此类患者多为正虚邪恋,机体正气不足,无法驱邪外出。临床变现为遇劳发作,平时无明显小便涩痛,但可有小腹下坠、尿流不畅、余沥不尽、乏力、腰酸腰痛、脉细弱等症。在治疗过程中,刘旭生教授注重扶正为主,驱邪为辅,运用六味地黄汤或参苓白术散加减治疗。在临床上部分尿道综合征患者除小便频急涩痛外,还常有便秘的症状。对于大便秘结者,多在中医方药中辅以大黄,以通调脏腑,助邪外出。

西医治疗方面,刘旭生教授认为,本病的治疗有非手术治疗和手术治疗之分。非手术治疗一般先给抗菌药物,按下尿路感染治疗。对症治疗以缓解膀胱刺激症状,可给黄酮哌酯盐酸盐或丙胺太林等。钙拮抗药维拉帕米等解除膀胱刺激症状也有一定的作用。对绝经妇女可予以小剂量雌激素常可取得很好的疗效。手术治疗主要是针对尿道口形状变异者,根据不同情况分别做尿道外口的整形术,如尿道处女膜融合者行尿道口阴道口间距延长术,应使尿道口与阴道口之间有 0.5~1.0 cm 的距离;有处女膜伞者则将处女膜切除;尿道远端狭窄者行尿道内切开或尿道外切开术。

尿道综合征临床较少见,常见于绝经女性,容易误诊。刘旭生教授认为对本病首先应注重提高自身的诊断水平,治疗上应发挥中西医结合优势尽早治疗。该病易复发,患者症状好转之后,应继续坚持服药一段时间,以巩固疗效,预防复发。